ÉTUDE

SUR LA

GASTRITE PHLEGMONEUSE

PAR

L.-A. AUVRAY

DOCTEUR EN MÉDECINE DE LA FACULTÉ DE PARIS,

Interne des hôpitaux de Paris.

PARIS

P. ASSELIN, SUCCESSEUR DE BÉCHET JEUNE ET LABÉ,

LIBRAIRE DE LA FACULTÉ DE MÉDECINE,

place de l'École-de-Médecine.

1866

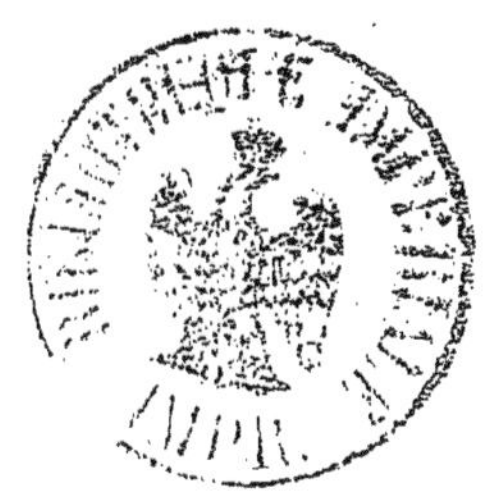

ÉTUDE

SUR LA

GASTRITE PHLEGMONEUSE

A. PARENT, imprimeur de la Faculté de Médecine, rue Mr-le-Prince, 31.

ÉTUDE

SUR LA

GASTRITE PHLEGMONEUSE

PAR

L.-A. AUVRAY

DOCTEUR EN MÉDECINE DE LA FACULTÉ DE PARIS,

Interne des hôpitaux de Paris.

———

PARIS

P. ASSELIN, SUCCESSEUR DE BÉCHET JEUNE ET LABÉ,

LIBRAIRE DE LA FACULTÉ DE MÉDECINE,

place de l'École-de-Médecine.

—

1866

AVANT-PROPOS.

La lecture des observations de Rokitansky, Oppol-
zer, Dittrich, Walmann, démontre clairement que, sous
l'influence de certaines maladies graves, telles que la
fièvre puerpérale, la pyémie, la variole, il peut se former du pus dans l'épaisseur des parois de l'estomac.

Dans les cas de ce genre, la suppuration stomacale,
qu'elle soit étalée en nappe ou circonscrite sous forme
d'abcès, n'est qu'une des manifestations locales de la
tendance générale de l'organisme à la production du
pus.

Mais en est-il toujours ainsi ?

M. Raynaud (1) semble l'admettre lorsque, dans ses conclusions, il dit : « L'infiltration purulente des parois de
l'estomac est un état anatomique pouvant se produire
dans plusieurs maladies générales, caractérisées par une
disposition des différents organes à la production du
pus. Ce n'est pas une espèce morbide à part. »

Nous ne croyons pas qu'une pareille affirmation s'applique à tous les cas connus, et nous pensons, avec plu-

(1) *Bulletin de la Société anatomique*, 1861, t. VI.

sieurs auteurs, parmi lesquels nous citerons MM. Lebert
et Bamberger, qu'une inflammation primitive peut se développer dans le tissu cellulaire de l'estomac, comme
dans celui des autres organes.

C'est du reste ce que nous chercherons à prouver dans
ce travail.

ÉTUDE

SUR LA

GASTRITE PHLEGMONEUSE

DÉFINITION.

Nous donnons le nom de *gastrite phlegmoneuse* à l'inflammation suppurative des parois de l'estomac.

Synonymie : linite suppurative de Brinton ; infiltration purulente des parois de l'estomac de Raynaud ; inflammation phlegmoneuse de l'estomac de Bamberger.

Les parois stomacales résultent, comme on le sait, de la superposition de quatre membranes, qui sont de dehors en dedans : une séreuse, une musculeuse, une celluleuse, et une muqueuse.

Il serait tout à fait en dehors de notre cadre d'indiquer ici la structure intime de chacune de ces tuniques. Nous tenons seulement à rappeler en quelques mots la disposition générale du tissu cellulaire de l'estomac.

Ce tissu se rencontre dans toutes les membranes de l'organe. Mêlé au tissu adipeux, il constitue une tunique propre, la cellulo-adipeuse, dont les éléments lâchement unis peuvent être isolés par l'insufflation et l'infiltration, et dans laquelle se ramifient et s'anastomosent les vaisseaux qui vont se distribuer à la muqueuse.

Dans les autres membranes, on rencontre une certaine quantité de tissu conjonctif, qui joue le rôle de tissu interstitiel ; il existe dans les espaces interglandulaires de la membrane muqueuse et dans sa couche profonde, où il est mélangé avec des fibres musculaires lisses; dans la tunique musculeuse, il sépare les faisceaux de fibres qui la constituent, enfin il unit la musculeuse à la péritonéale.

Tous ces éléments de tissu cellulaire, à quelque membrane qu'ils appartiennent, sont susceptibles d'être envahis par l'inflammation phlegmoneuse ; aussi, trouvons-nous du pus, non-seulement dans la tunique cellulo-adipeuse, mais encore dans la muqueuse, la musculeuse, le tissu sous-séreux.

Ordinairement le foyer principal de la maladie se trouve dans la membrane celluleuse, ce qui nous est expliqué facilement par sa grande laxité et sa vascularisation abondante.

HISTORIQUE.

Rhazès, Varandoeus (1), Sennert (2), Heurn (3), sont les premiers auteurs qui étudient la terminaison du phlegmon de l'estomac par *suppuration* et signalent le rejet possible du pus par les vomissements.

Sennert et Heurn poussent même la précision du diagnostic jusque dans ses limites les plus reculées, puisqu'ils établissent par quels signes on reconnaît le siége précis de la lésion dans l'estomac. Sennert fait de plus, au point de vue du pronostic, une distinction clinique entre les abcès qui siégent sous la membrane interne et ceux sous-séreux ; les premiers pouvant s'ouvrir et se vider dans la cavité stomacale et susceptibles de guéri-

(1) *Tractatus de morbis ventriculi*, 1620.
(2) *Opera*, 1641, t. 3, p. 17.
(3) *De Morbis ventriculi*, 1658.

son après cicatrisation de l'ulcère qui résulte de leur ouverture spontanée.

Malheureusement ces indications si précises manquent complétement de faits à l'appui. On peut donc jusqu'à un certain point se demander si l'imagination n'a pas eu la plus grande part dans la description de ces auteurs.

A partir de la seconde moitié du 17ᵐᵒ siècle, commencent à paraître des observations où l'autopsie vient démontrer la présence du pus dans les parois de l'estomac.

Le premier exemple de ce genre que j'aie rencontré est dû à Pierre Borel, médecin de Castres, en Languedoc ; il date de 1656 et se rapporte à un malade qui avait succombé à une affection chronique des voies digestives.

Plus tard les observations se multiplient; Bonnet (1), Stoll (2), Lieutaud (3), etc., en rapportent dans leurs ouvrages.

Hoffmann et Sauvages, qui ont fait une étude de la gastrite et ont introduit, le dernier surtout, des divisions nombreuses dans cette maladie, passent sous silence la terminaison par suppuration.

Boerhaave et Stoll l'indiquent, mais sans s'y appesantir.

Cullen (4) décrit deux espèces de gastrites : la phlegmoneuse et l'érysipélateuse. « La première siége dans la tunique nerveuse ou dans la séreuse. Elle peut se terminer par suppuration. La tendance à la suppuration

(1) *Sepulchretum anatomicum*, 1700.
(2) *Ratio medecidi*, 1762.
(3) *Histor. anatom. medic.*, 1767.
(4) *Éléments de médecine pratique*, 1819.

se reconnaît par la continuation des symptômes pendant plus d'une heure ou deux, par la diminution de la douleur, quoiqu'il subsiste encore un sentiment de pesanteur et de l'anxiété. Quand l'abcès est formé, diminution, puis augmentation de la fréquence du pouls ; frissons ; le soir, redoublements marqués puis sueurs nocturnes et les autres symptômes de la fièvre étique, puis mort, à moins que l'abcès ne s'ouvre dans l'estomac, et que le pus ne soit rejeté au dehors.»

Pinel admet également la suppuration comme conséquence de la gastrite.

A l'exemple de Cullen, J. Franck (1) distingue l'inflammation de l'estomac en phlegmoneuse et érysipélateuse et il dit : « La gastrite qui se complique de symptômes de fièvre inflammatoire nous fait soupçonner l'existence d'un phlegmon de l'estomac.» Et plus loin : « La gastrite peut donner lieu à un abcès de la substance de l'estomac, lequel, s'il ne se termine immédiatement par la mort, peut s'ouvrir de diverses manières et laisse tantôt des cicatrices, mais le plus souvent des ulcères.» Comme symptômes il donne : « Douleur épigastrique, nausées, anxiété, vomissements quelquefois puriformes ou sanguinolents, puis frissons, chaleur, avec augmentation des battements du pouls vers le soir ; sueurs nocturnes, urines avec sédiment puriforme, amaigrissement du corps et œdème des extrémités supérieure et inférieure, ainsi que de la face; on a encore observé à l'épigastre une tumeur fort douloureuse d'abord, puis peu à peu indolente, avec douleur partant comme une flèche de l'oreille gauche pour se terminer dans l'hypochondre cor-

____

(1) *Pathologie médicale*, t. V, p. 534.

respondant.» A la nécropsie il signale du pus collecté entre les membranes de l'estomac, ainsi que l'épaississement ou l'amincissement des parois contiguës à l'abcès, l'ouverture de ce dernier dans l'estomac ou dans les organes voisins, ou surtout à travers les parois de l'abdomen.

Rokitansky (1), Monro (2) signalent l'inflammation du tissu cellulaire sous-muqueux de l'estomac; le premier décrit l'infiltration du tissu sous-muqueux par du pus et la perforation de la muqueuse sous forme de petites ouvertures en crible ; il parle également de scléroses et de rétractions consécutives à la résorption du pus. Le second donne comme symptômes des abcès de l'estomac : « un dégoût de la nourriture, une sensation de chaleur, de plénitude, de poids et une douleur de l'organe, chaleur brûlante, nausées, vomissements obstinés, et le contenu de l'estomac est souvent mélangé de sang. Outre ces symptômes, il y a de la fièvre et du marasme, et par un examen attentif on peut, dans quelques cas, sentir une tumeur anormale dans la région de l'estomac. »

Naumann (3) ne parle pas de l'infiltration purulente des parois de l'estomac, mais il étudie les abcès d'une manière plus complète qu'on ne l'avait fait jusqu'à lui; les symptômes qu'il leur attribue sont : une tension et une oppression continuelles dans la région épigastrique, une chaleur incommode, des nausées, des envies de vomir avec dysphagie et dyspnée, soif extraordinaire, fièvre prenant la forme hectique. Quelquefois il existe une tuméfaction très-appréciable à l'épigastre. La poche puru-

----

(1) *Manuel d'anatomie pathologique*, t. IV, p. 182.
(2) *Anatomie pathologique des voies digestives.*
(3) *Manuel de médecine clinique*, t. IV, p. 409.

lente aurait besoin de trois à quatre semaines pour arriver à une maturité complète.

Puis il indique les différents modes de terminaison de ces abcès.

1° Par perforation dans la cavité stomacale.

2° Par ouverture dans le péritoine.

3° Par fistule extérieure, en cas d'adhérence de l'estomac avec le péritoine.

4° Le pus se vide dans les organes abdominaux.

5° Enfin il peut traverser le diaphragme et gagner la cavité pleurale.

Les auteurs du *Compendium de médecine pratique* à l'article : *Abcès de l'estomac*, parlent de collections purulentes se formant dans l'épaisseur de cet organe, sous l'influence de gastrite suraiguë ; mais ces cas sont fort rares. Ils ajoutent que de petites collections purulentes peuvent se rencontrer autour de dégénérescences cancéreuses ou tuberculeuses.

MM. Andral et Forster, dans leur anatomie pathologique. décrivent des collections purulentes sous-muqueuses diffuses ou circonscrites dans les parois stomacales.

Hénoch (1) rapporte aux abcès de l'estomac la production de quelques ulcères.

Brinton (2), sous le nom de *linite suppurative*, décrit assez complétement la gastrite phlegmoneuse. Il la rattache en partie à une inflammation primitive, en partie à la pyoémie due à des altérations organiques préexistantes de l'estomac.

Nous lisons dans Copland (3) : « L'inflammation idiopathique des parois de l'estomac, comprenant principale-

(1) *Clinique des maladies du bas-ventre,* 1855.
(2) *Maladie de l'estomac.*
(3) *Dictionnaire de médecine pratique,* art. *Stomach.*

ment le tissu cellulaire sous-muqueux et se terminant par suppuration est observée très-rarement ; elle est plus souvent consécutive ou associée à d'autres maladies.»

Il décrit ensuite les altérations anatomiques trouvées à l'autopsie.

MM. Cruveilhier et Lebert citent dans leur anatomie pathologique, des exemples de suppuration sous-muqueuse de l'estomac. Le dernier auteur y voit trois formes distinctes : le phlegmon diffus idiopathique, le phlegmon métastatique et le phlegmon propagé.

Nous arrivons enfin au rapport de M. Raynaud et à la description de Bamberger (1) ; ce sont les deux travaux les plus sérieux qui aient été faits sur la question que nous étudions.

M. Raynaud a réuni presque tous les faits publiés sur ce sujet, et il en tire des conclusions sur lesquelles nous aurons à revenir plus tard.

Bamberger est encore plus complet, et nous partageons à peu près entièrement les opinions de l'auteur allemand. Au congrès médico-chirurgical de Rouen, 1863, M. Leudet lut un rapport : *Sur les ulcères de l'estomac à la suite des abus alcooliques* ; » et il crut pouvoir dans quelques cas rattacher les suppurations sous-muqueuses de l'estomac à l'alcoolisme.

M. Pennetier, dans une thèse récente, écrite sous l'inspiration des idées de M. Leudet, rapporte une observation tendant à prouver l'influence de l'abus des spiritueux. Ce n'était pas du reste la première fois que cette cause était signalée, puisque MM. Raynaud et Bamberger en parlent. MM. Lancereaux et Fournier l'admettent également. Niemeyer, dans son *Traité de Pathologie,*

____

(1) *Manuel de pathologie spéciale et de thérapeutique.*

donne un tableau, mais très-court, de l'inflammation sous-muqueuse de l'estomac.

Tels sont les travaux les plus importants que nous ayons rencontrés sur la suppuration des parois de l'estomac; c'est surtout en Allemagne et en Angleterre que cette maladie a été étudiée. Quelques-unes des descriptions tracées par les auteurs sont très-complètes et très-concluantes, aussi sommes-nous étonné de ne trouver en France, dans nos ouvrages classiques modernes, que des détails insignifiants sur la gastrite phlegmoneuse.

La *Pathologie* de M. Grisolle renferme sur ce sujet les indications suivantes :

« Dans l'inflammation de l'estomac, le tissu cellulaire subjacent à la muqueuse est quelquefois infiltré de sérosité et de pus; celui-ci est même parfois réuni en foyer; mais, dans ce cas, qui d'ailleurs est excessivement rare, l'abcès offre toujours un petit volume : on dit alors que la gastrite est phlegmoneuse »; et plus loin : « Cette dernière forme de la maladie est tellement rare qu'on en rencontre à peine quelques cas dans le cours de la pratique la plus longue et la plus occupée. M. le Dr Raynaud me paraît avoir établi en outre que l'infiltration purulente des parois de l'estomac est moins une forme de la gastrite qu'un état anatomique pouvant se produire dans plusieurs maladies générales caractérisées par une disposition à la production du pus. »

Nous trouvons encore moins dans l'ouvrage de MM. Hardy et Béhier : « On a recueilli, disent ces auteurs, quelques observations d'infiltration purulente siégeant entre la muqueuse et la membrane celluleuse, et de petits abcès sous-muqueux. » Puis, parmi les variétés de gastrite : « La gastrite phlegmoneuse, caractérisée par des désordres anatomiques graves, qu'on rencontre non-seulement dans la tunique muqueuse, mais aussi dans les membranes sous-jacentes. Cette forme qui a été décrite d'une manière confuse par plusieurs auteurs, se distingue, en général, par l'intensité des symptômes; mais cependant comme il n'y a pas toujours rapport exact entre la gravité des phénomènes morbides et celle des lésions, aucun signe positif ne peut faire reconnaître cette variété de la gastrite, variété rare d'ailleurs, et qui n'a véritablement d'importance que sous le rapport anatomo-pathologique. »

Valleix va jusqu'à nier l'existence de cette forme de gastrite : « La gastrite phlegmoneuse affecterait les autres membranes et principalement la celluleuse. Celle-ci donnerait quelquefois lieu à de véritables abcès qui s'annonceraient par des symptômes excessivement graves. On chercherait vainement dans les observations la preuve de l'existence de cette dernière gastrite, et les auteurs du *Compendium de médecine*, qui ont cité à ce sujet Cullen, Naumann et quelques autres auteurs, ont été obligés de reconnaître que l'on avait décrit sous le nom de *gastrite phlegmoneuse* plusieurs affections mal déterminées, et en particulier des abcès de différents organes voisins de l'estomac. »

Comme nous le voyons, niée par les uns, à peine admise par les autres, la gastrite phlegmoneuse n'occupe pas, en France, une place nettement définie dans le cadre nosologique. En étudiant cette maladie, nous n'avons pas la prétention de dissiper toutes les obscurités qui l'entourent encore, mais ce que nous espérons, c'est démontrer d'abord son existence et ensuite sa nature bien nettement inflammatoire.

OBSERVATION I.

Heyfelder, in Schmidt's Jahrbucher, t. XVI, p. 192. Observation
de gastrite aiguë phlegmoneuse.

Un cocher robuste, bien portant, âgé de 28 ans, par un temps
froid et humide, au retour d'un voyage qui dura plusieurs jours,
se plaignit d'une violente douleur abdominale, à laquelle vinrent
s'ajouter des vomissements souvent répétés, aqueux, blancs jaunâtres, qui furent calmés par un sinapisme dans la région rénale et
l'usage interne d'une émulsion avec de l'eau de laurier-cerise. A
ces vomissements succédèrent quelques selles liquides.

Vingt-quatre heures après, voici quel était l'état du malade :
facies abdominal analogue à celui des convalescents de fièvre typhoïde et du choléra ; extrémités froides, pouls faible, déprimé,
respiration courte, pénible ; ventre météorisé, douloureux au toucher ; langue chargée ; couleur plombée ; nausées, soif, anorexie ;
température de la peau basse ; sécrétion urinaire diminuée ; intelligence intacte.

On applique 20 sangsues sur l'abdomen avec des cataplasmes
chauds de plantes narcotiques ; à l'intérieur on administre une
boisson légèrement mucilagineuse et de l'eau de laurier-cerise.

A la chute des sangsues, il y eut un soulagement notable, avec
diminution de la plupart des symptômes ; cependant les extrémités
restèrent froides.

Vers neuf heures du soir, le malade eut tout à coup du délire, et
une demi-heure après, environ quarante-neuf heures après l'inva-
sion de la maladie, il mourut.

Autopsie. — Le cadavre avait l'aspect d'un individu mort par
asphyxie dans l'eau. Les vaisseaux de la pie-mère et de la dure-
mère regorgaient de sang. La substance cérébrale était ferme et
richement injectée. Les ventricules cérébraux ne présentaient, en
dehors de quelques hydatides dans le plexus choroïde, rien de
particulier.

Les poumons offraient de légères adhérences avec la plèvre ; les
parois du ventricule gauche étaient friables et décolorées.

Le foie, la rate et les reins étaient gorgés de sang ; la tête du
pancréas fortement injectée ; l'estomac et tous les intestins gonflés
par des gaz.

Les parois de l'estomac, surtout vers le pylore, étaient d'un

sixième plus épaisses qu'à l'état normal ; la séreuse extérieure
trouble, mais non épaissie.

Entre cette dernière membrane et la muqueuse friable, facilement détachable et injectée par points, se trouvait une couche
épaisse de plusieurs lignes, pénétrée par du pus ; cette couche
paraissait être la tunique celluleuse sous-muqueuse, ramollie et
baignée par un pus blanc jaunâtre ; il n'y avait pas de traces de la
tunique musculeuse. La muqueuse du duodénum présentait du côté
de l'estomac également une injection d'un rouge ponctué ; elle
était friable et se détachait facilement.

Les autres intestins n'offraient à leur surface interne rien d'a-
normal, et ne contenaient comme l'estomac qu'un peu de liquide
légèrement citrin.

<h3 style="text-align:center">OBSERVATION II.</h3>

Nous trouvons dans l'anatomie pathologique de M. Lebert le
résumé d'un fait observé par Bamberger.

Il s'agit d'un soldat, jeune et vigoureux, qui avait succombé en
quelques jours, après avoir présenté des vomissements, des douleurs vives de l'estomac, et enfin du délire. La paroi de l'estomac
était dans toute son étendue tellement infiltrée de pus, que partout où l'on incisait la muqueuse, le pus sortait en abondance.

Remarques. — Les deux observations précédentes sont
des exemples très-nets d'une inflammation phlegmoneuse
primitive de l'estomac. Il existe entre elles la plus grande
analogie, tant au point de vue des symptômes et de la
marche de la maladie qu'au point de vue des lésions anatomiques, qui sont ici pures de toute complication.

L'aspect chotériforme présenté par le malade de Heyfelder existe également dans le cas d'abcès à marche
aiguë qui a été observé par M. Duménil.

<h3 style="text-align:center">OBSERVATION III.</h3>

Phlegmon diffus de l'estomac (Bulletins de la Société anatomique, 1861).
Observation recueillie par M. Mazet.

Le nommé Loison (Pierre-Nicolas), âgé de 47 ans, cocher, demeu-
rant rue de la Roquette, n° 48, à Paris, célibataire, entre à l'hôpital
Saint-Antoine le 8 mai 1840, dans la matinée.

On l'examine le soir vers six heures et demie. Cet homme, d'une constitution forte, se dit malade depuis le lundi 4 du même mois. Interrogé sur ce qu'il ressent, il dit qu'il a un malaise général, qu'il souffre un peu dans la tête, dans la poitrine et dans le ventre. Les traits ne sont pas altérés, mais il y a un état d'anxiété très-grande. Le pouls est fort, vite, régulier. Le malade dit qu'il tousse un peu ; il y a dans son crachoir quelques crachats muqueux, comme ceux que l'on remarque dans la bronchite. On entend un peu de râle muqueux et sous-crépitant dans le côté droit de la poitrine en arrière. Du reste rien de particulier à la percussion. La région du cœur est examinée avec le plus grand soin ; mais l'auscultation ni la percussion ne permettent de constater rien de particulier. Les muscles abdominaux sont contractés ; on ne remarque pas d'éruption sur la peau. Le malade dit qu'il n'a pas de dévoiement ; mais il ne dit pas positivement s'il l'a eu les jours précédents. La langue est assez humide, blanche ; il y a de la soif. Le malade demande instamment qu'on lui ôte du sang ; on l'avait déjà saigné la veille. On lui pratique une saignée de cinq palettes à peu près, et on lui donne de la tisane commune.

Le 9, à la visite du matin, le malade ne se sent pas soulagé ; il a vomi une fois un peu de matière bilieuse et se plaint davantage du ventre ; il y a une légère teinte ictérique de la peau. La région du foie, explorée avec soin, ne présente rien de particulier ; ce n'est même pas dans l'hypocondre droit que le malade dit souffrir : il rapporte la douleur à la partie gauche de la région épigastrique. Le pouls est plus petit que la veille ; il est aussi fréquent. Le sang de la saignée n'est pas couenneux. Les traits du visage n'expriment encore que de l'anxiété. On prescrit trente sangsues sur le ventre, de la tisane de gomme, un looch, un cataplasme sur le ventre, un lavement de guimauve et la diète.

Dans la journée, le malade a un second vomissement de matières bilieuses. Le soir, vers six heures et demie, il paraît dans un état plus fâcheux que le matin ; le corps est recouvert d'une sueur froide ; le pouls est fréquent, petit, très-dépressible ; la face est grippée ; le malaise général est beaucoup augmenté. Toutefois, à part l'impatience que manifeste le malade, il n'y a aucun indice de délire.

Il paraît que, dans la nuit, vers les deux heures du matin, il se leva avec précaution, ouvrit une croisée et se précipita dans la cour, du deuxième étage, et lorsqu'au bout d'un moment on s'aperçut de sa disparition, on le trouva ne donnant aucun signe de vie.

Autopsie faite trente et une heures après la mort. Les deux plèvres offrent des traces d'inflammation ancienne ; les poumons sont congestionnés, le droit plus que le gauche. Le cœur et le péricarde n'offrent rien de particulier. Le péritoine contient un peu de sérosité légèrement trouble et rougeâtre ; en outre, il y a une petite plaque pseudo-membraneuse récente sur la face antérieure de l'estomac. Cet organe, examiné à l'extérieur, paraît un peu plus volumineux qu'à l'état normal : vers la région pylorique ; quand on presse cette partie entre les doigts, on croit sentir une matière molle comme de la bouillie ; mais, après l'avoir ouvert, on voit que cette augmentation de volume est due à l'épaississement de ses parois. En pressant sur les bords de l'incision, on voit sortir du pus qui offre tous les caractères du pus phlegmoneux. On incise en plusieurs points, nulle part on ne trouve d'abcès proprement dit : le pus forme une couche infiltrée dans le tissu cellulaire sous-muqueux. On croit d'abord qu'il est immédiatement sous la muqueuse ; mais si on enlève avec soin cette membrane, on voit qu'il ne coule pas et qu'il est encore maintenu par une lame celluleuse transparente. D'un autre côté, il ne paraît pas davantage entre la tunique fibreuse et la tunique musculeuse ; car il ne s'écoule pas non plus quand on a enlevé les fibres charnues : il y a encore ici un feuillet transparent qui le retient.

On doit, à mon avis, regarder ce pus comme développé dans l'épaisseur même de la tunique celluleuse hypertrophiée. Du reste, c'est vers la région pylorique que la couche de pus a le plus d'épaisseur. Cette couche, qui ne dépasse pas le pylore, va en diminuant à mesure qu'elle s'étend vers la grosse extrémité de l'estomac : elle paraît cesser vers l'union des deux tiers droits avec le tiers gauche de la longueur de l'organe. Il n'y a rien de semblable dans les tuniques intestinales.

Remarque. — Ici, la marche de la maladie a été moins rapide, le début moins nettement marqué que dans les deux observations précédentes ; quelques jours avant l'apparition des premiers symptômes un peu caractéristiques, il existait déjà des troubles, dont la nature n'est pas indiquée. Les vomissements se sont montrés plus tardivement, mais à partir du moment où ils se sont établis, nous retrouvons la même succession de symptômes que dans les faits de Bamberger et de Heyfelder. Nous n'y insisterons donc pas.

Ce que nous voulons seulement faire remarquer, c'est l'existence d'une inflammation péritonéale commençante : « Le péritoine contient un peu de sérosité légèrement trouble et rougeâtre ; en outre, il y a une petite plaque pseudo-membraneuse récente sur la face antérieure de l'estomac. »

Dans l'observation de Heyfelder on retrouve aussi quelques traces de péritonite au début.

Si nous insistons sur ce fait, c'est qu'il nous explique par la propagation de l'inflammation stomacale à la séreuse, sans avoir besoin d'invoquer une disposition générale de l'organisme à la production du pus, il nous explique la coexistence fréquente de la péritonite avec l'infiltration purulente de l'estomac.

Si une cause fortuite n'était pas venue abréger la durée de la maladie, nous aurions probablement rencontré à l'autopsie, comme dans les cas que nous citerons, une péritonite généralisée.

OBSERVATION IV.

Observation recueillie par M. Cornil (Bulletins de la Société anatomique, 1861).

Un homme âgé de 40 ans, de constitution athlétique, entre à l'hôpital de la Charité, dans le service de M. Nonat, le 26 mai 1860. Il est porteur aux Halles, et il résulte des renseignements pris auprès de la famille, que cet homme était adonné à la boisson. Il n'a été l'objet d'aucune violence extérieure. On le dit malade depuis trois mois, mais il n'avait cessé de travailler que depuis quinze jours.

Au moment de son entrée, il est en proie à un délire violent, qui nécessite l'emploi de la camisole de force. Cet état dure le lendemain à l'heure de la visite. Le malade a eu des mouvements convulsifs ; les parties du corps qui ne sont pas attachées sont dans une continuelle agitation. Il prononce des mots sans suite ; la face est d'une pâleur mate sans expression ; les lèvres sont rouges, la langue sèche, les pupilles dilatées et ne se resserrent pas sous l'influence de la lumière.

Les vomissements dont il avait été pris deux jours auparavant ont fait place à une diarrhée abondante. Le pouls est très-petit, très-irrégulier ; la respiration est lente, le ventre est ballonné et ne paraît pas douloureux à la pression.

Le malade meurt le jour même, avant d'avoir pu être soumis à aucun traitement.

L'autopsie, faite vingt-quatre heures après la mort, nous laisse les plus grands doutes sur l'existence d'une véritable méningite. Une légère injection de la pie-mère, la présence de deux ou trois cuillerées de sérosité louche dans les ventricules latéraux, le cerveau étant d'ailleurs exempt d'altérations, ne me paraissent pas des lésions suffisamment caractéristiques, surtout lorsque nous trouvons ailleurs des lésions graves et bien autrement capables d'expliquer la mort. Toutefois nous en tiendrons compte.

A l'ouverture de l'abdomen, on trouve le péritoine viscéral tapissé d'une couche de pus jaunâtre épais, qui, vers l'excavation pelvienne, prend l'aspect de sérosité purulente. La surface péritonéale de l'estomac n'échappe pas à cette altération. Elle présente, outre des adhérences celluleuses avec le grand épiploon, un ramollissement avec épaississement et infiltration d'exsudats plastiques et de pus. L'estomac est épaissi et présente des gaz et du mucus louche. La muqueuse est injectée, surtout par places. Elle est ramollie et présente en deux endroits des ulcérations ne comprenant que la muqueuse, larges comme une pièce d'un franc. La coupe des parois de l'estomac a un demi-centimètre et près d'un centimètre en certains endroits. Dans toute son épaisseur elle est infiltrée d'exsudats plastiques et de pus jaune caséeux, concret. Cette infiltration existe aussi bien dans la couche muqueuse que dans la couche musculeuse et celluleuse, et s'étend en nappe à tout l'estomac.

M. Raynaud, qui a étudié la pièce complète, et rectifie ainsi qu'il suit plusieurs points de cette description : L'épaisseur de la paroi stomacale va en diminuant du cardia, où elle a près d'un centimètre, au pylore, où elle n'atteint pas un demi-centimètre.

La muqueuse, très-légèrement épaissie, ne m'a paru présenter aucun ramollissement. Le degré de consistance de cette membrane est si variable, si difficile à apprécier d'une manière exacte, qu'il importe d'avoir recours au procédé indiqué par M. Louis et qui consiste à enlever en divers points des lambeaux de muqueuse dont il a déterminé par des chiffres la longueur normale, c'est ce que j'ai fait : partout j'ai pu enlever des lambeaux pour le moins aussi étendus que sur un estomac sain.

Sur la paroi antérieure, vers la petite courbure et non loin du cardia, j'ai trouvé une perte de substance comme taillée à l'emporte-pièce, longue de 2 centimètres sur un demi-centimètre de largeur. Au pourtour, je n'ai trouvé aucune trace d'inflammation. L'observation indiquait deux ulcérations. J'avoue n'avoir pas vu la seconde. Y a-t-il là un malentendu, ou bien l'une de ces ulcérations aurait-elle disparu quand on a fendu l'estomac ? C'est ce que je ne saurais vous dire. En résumé, dans mon opinion, rien ne démontre anatomiquement un état de phlogose de la muqueuse.

Au-dessous de cette membrane se trouve une nappe de pus uniformément étendue et infiltrant les mailles du tissu cellulaire. Ce pus est concret et ne s'écoule pas si l'on se borne à arracher la muqueuse; mais, si l'on fait à celle-ci une incision très-superficielle et qu'on exerce à l'entour une légère pression, on fait sourdre avec facilité un liquide séreux contenant de petits grumeaux blanchâtres qui présentent tous les caractères du pus phlegmoneux.

Au-dessous on trouve les tuniques musculeuse et séreuse. Comme contre-épreuve, j'ai cru devoir procéder de dehors en dedans. En commençant la dissection par la tunique séreuse, aux environs du cardia, là où toutes les fibres de l'estomac sont abondamment représentées, j'ai pu constater que la séreuse était saine et s'enlevait aisément. J'arrivais ainsi à la couche longitudinale des fibres circulaires. Celle-ci se séparait avec la plus grande facilité des fibres circulaires et obliques, dont la couche se trouvait imprégnée de sérosité, dont la présence a contribué à faciliter la dissection ; on arrivait enfin à la nappe purulente.

Ainsi, de quelque façon que l'on procède, on a la preuve anatomique que le pus siégeait exclusivement dans la couche de tissu cellulaire sous-jacente à la muqueuse. Je joins à cette description la note qui m'a été remise pour notre collègue M. Luys qui a bien voulu se charger de l'examen microscopique de la pièce :

1° La muqueuse est peu colorée, elle n'est pas ramollie.

2o Le tissu cellulaire sous-muqueux est considérablement augmenté de volume : il est boursouflé, coloré en blanc jaunâtre, d'une teinte qui rappelle celle du tissu cellulaire sous-cutané dans le phlegmon diffus. En pressant ce tissu entre les mors d'une pince, on en fait sourdre une pluie d'un liquide blanchâtre, composé en grande partie d'une prodigieuse quantité de cellules sphéroïdales contenant un ou plusieurs noyaux, et présentant tous les caractères physiques ou chimiques des globules de pus. Elles nagent toutes dans un exsudat très-abondant, composé de granulations granulo-graisseuses.

3° Toutes les fibrilles du tissu conjonctif présentent l'aspect tomenteux, la teinte jaunâtre qu'on leur trouve dans tous les cas où il est enflammé.

4o Pas de traces de capillaires contenant des globules sanguins.

5° Les fibres musculaires organiques ont pu encore être reconnues au milieu du tissu conjonctif qui les enserrait de toutes parts, ainsi que de nombreuses vésicules adipeuses.

En somme, on peut dire que dans ce cas, le tissu cellulaire sous-muqueux est dans le même état que le tissu cellulaire sous-cutané dans le phlegmon diffus ou l'érysipèle suivi de suppuration.

Remarque. — Plusieurs conditions rendent l'interprétation de ce fait très-difficile : d'une part, nous n'assistons qu'à la période ultime de la maladie ; or, à ce moment, des phénomènes généraux sont venus compliquer la scène et masquer les symptômes locaux ; d'autre part, nous ne possédons que des renseignements et des détails. cliniques fort incomplets.

Un homme, adonné à la boisson, est souffrant depuis trois mois et plus malade depuis quinze jours; voilà à quoi se réduit ce que nous savons sur le début.

Quels ont été les premiers symptômes? Nous l'ignorons.

Si, maintenant, nous cherchons à relier entre eux les symptômes signalés et les lésions anatomiques, que trouvons-nous? Comme symptômes : désordres du côté du tube digestif, puis du côté du système nerveux; comme lésions anatomiques : *une ou deux* ulcérations stomacales, avec suppuration du tissu sous-muqueux, une péritonite généralisée, rien ou à peu près rien du côté des centres nerveux.

M. Raynaud dans son rapport à la Société anatomique fait suivre cette observation des commentaires suivants : « En présence d'un semblable appareil symptomatique, la première pensée du médecin ne devait-elle pas être celle d'une méningite. Rien n'y manque, etc. »

Plus loin, la nature de l'ulcération stomacale lui fournit deux interprétations ; s'appuyant sur l'opinion de Dittrich, il dit : « On pourra peut-être croire, ce que je suis du reste loin d'affirmer. que cette perte de substance était non la cause, mais l'effet de l'infiltration purulente générale ; que, privée de circulation par l'accumulation de ce produit morbide, une petite portion de muqueuse sera tombée en gangrène et se sera détachée des parties saines » ; et dans un autre endroit : « J'admettrai volontiers que l'ulcère de l'estomac ait pu jouer un certain rôle. Le sujet est malade depuis trois mois. C'est la période correspondant à l'ulcération. Puis tout à coup, et par une cause qui m'échappe, il est pris de *fièvre purulente* et la lésion ancienne de l'estomac amène dans cet organe une détermination morbide semblable à celles qui se font ailleurs. Je confesse que cette interprétation n'est pas sans beaucoup d'obscurités ; mais elle me paraît plus près de la vérité que celle d'une gastrite phlegmoneuse primitive. »

J'ai rapporté *in extenso* ce passage de M. Raynaud, parce que, m'éloignant sur certains points de la manière de voir de ce médecin distingué, j'ai voulu montrer en quoi nos opinions différaient.

Avec M. Raynaud, nous admettons que les troubles existant dans la santé depuis trois mois se rapportent probablement à la formation de l'ulcération. Nous disons probablement, parce que l'observation étant muette sur les symptômes du début, nous ne pouvons apporter de preuves à l'appui de cette hypothèse.

Mais, sous quelle influence s'est développée cette ulcération ? Qu'on nous permette à ce propos de rappeler une circonstance qui me paraît devoir être prise en sérieuse considération ; je veux parler des habitudes alcooliques de notre malade. Or, il est généralement admis aujourd'hui que l'ulcère simple de l'estomac se rencontre souvent chez ces alcooliques. Pourquoi n'en serait-il pas ainsi dans le cas que nous étudions ?

Par quelle cause, dans le cours de cette gastrite alcoolique ulcéreuse s'est-il formé du pus dans l'épaisseur des parois de l'estomac ? Je l'ignore. Peut-être pourrait-on attribuer cette suppuration à une irritation locale produite par une substance ingérée ? En tout cas, elle ne constitue pas un fait isolé, puisque M. Leudet dit en avoir observé plusieurs exemples et que Brinton en parle également.

Quant à la péritonite, rien dans les symptômes ne peut nous faire affirmer qu'elle soit primitive ou consécutive. Les vomissements et la diarrhée, qui ont existé, appartiennent tout aussi bien à la lésion stomacale qu'à l'inflammation du péritoine. Mais, si nous nous reportons aux observations de Heyfelder et de Mazet, nous y rencontrons avec une suppuration du tissu cellulaire de l'estomac des traces d'une péritonite au début. La grande similitude des faits nous porte à croire qu'ici les choses se sont passées de la même façon ; que la péritonite ne s'est produite que consécutivement à l'inflammation phlegmoneuse de l'estomac et par propagation de cette inflammation au péritoine.

Arrivons aux symptômes cérébraux ; ils sont caractérisés par « un délire violent, une agitation continuelle des parties du corps qui ne sont pas attachées, un visage d'une pâleur mate, sans expression, des pupilles dilatées et immobiles » ; et à côté de ces phénomènes, « un pouls très-petit, très-irrégulier, une respiration lente, un ventre ballonné et ne paraissant pas douloureux à la pression. »

Qu'on ait tout d'abord pensé à une méningite, nous le comprenons facilement. En présence de délire, de mouvements convulsifs, précédés de vomissements et accompagnés de lenteur de la respiration et d'irrégularité du pouls, l'erreur était facile.

Mais pourquoi, lorsqu'on nous parle de l'irrégularité du pouls, ne nous indique-t-on pas sa fréquence plus ou moins grande ; pourquoi aussi n'est-il fait aucune mention de l'examen clinique du cœur? La même lacune existe à propos de cet organe dans la description des lésions anatomiques. Or, les lésions du centre circulatoire ne sont pas rares chez les alcooliques, et d'un autre côté, la petitesse du pouls ne peut-elle pas être rattachée aux désordres abdominaux.

Ajoutons que l'autopsie infirme toute idée d'une méningite. De plus, les lésions légères qui existent du côté des centres nerveux se retrouvent communément sur les sujets morts avec du *delirium tremens*, et nous croyons d'autant plus être en droit de rapporter les désordres d'innervation à un délire de ce genre, que, chez notre malade, les conditions sous l'influence desquelles il se développe sont réunies : affection aiguë chez un alcoolique.

En résumé, pour nous cette observation doit être considérée comme une gastrite alcoolique ulcéreuse dans le cours de laquelle est survenu un phlegmon de l'estomac, puis une péritonite, et enfin du delirium tremens.

Observation V.

Bulletins de la Société anatomique, 1861. Péritonite. Gastrite. Infiltration de pus dans les parois de l'estomac. (Service de M. Lasègue.)

S..... (Pierre), âgé de 44 ans, charretier, est entré le 15 mai 1860 au n° 12 de la salle Saint-Louis. Malade au teint hâlé, au tempérament bilieux, d'une constitution assez robuste, mais amaigri par le travail et une nourriture insuffisante.

Il a plusieurs fois craché du sang, la première fois il y a une dizaine d'années ; il en a craché il y a un mois ou six semaines. Depuis longtemps la respiration est courte ; il tousse toujours un peu et transpire quelquefois la nuit. Cependant l'inspiration paraît assez normale, avec un peu d'expiration prolongée. Des râles sous-crépitants se font entendre à la base, à gauche ; à droite, quelques râles ronflants.

Au premier temps, et après le premier bruit du cœur, bruit de souffle ayant son maximum à la pointe. Le pouls est très-lent.

Il y a quelques jours, le malade fut pris de diarrhée, puis de coliques ; simple diarrhée d'abord, accompagnée depuis quelques jours d'épreintes et de ténesme, avec du sang dans les garde-robes. Le ventre est très-sensible à la pression dans la fosse iliaque gauche, très-peu dans les autres points. Le malade a eu des nausées, mais pas de vomissements. Langue rouge et lisse. Au pourtour de l'anus existent quelques veines bleues formant de petites tumeurs.

16 mai. On avait recommandé au malade de conserver ses garde-robes, afin de pouvoir les examiner ; mais depuis son entrée, la diarrhée est arrêtée. Il est plusieurs jours sans aller à la selle.

On conserve le malade en expectation pendant quelques jours, lui donnant un peu à manger. Il ne se plaignait plus du ventre, se promenait dans la salle et descendait au jardin. On le considé-rait comme guéri, et on allait le renvoyer le 22 ; mais alors il dit que, depuis la veille, il est mal à son aise. Il n'a plus d'appétit, quelques coliques et des nausées.

Le 23, quelques vomissements depuis hier avec coliques. On croit à une légère indisposition, à une indigestion. On lui donne de l'ipéca.

Le 24, les vomissements ont continué ; les douleurs abdomi-nales sont plus vives. Le malade n'est pas allé à la selle depuis plusieurs jours ; le ventre est douloureux à la pression, légère-ment ballonné. Pouls petit, 120 pulsations. Les matières vomies sont verdâtres, porracées.—Vingt sangsues sur le ventre, lavement purgatif, bain, cataplasmes.

Le 25, les coliques sont aussi fortes ; le malade a encore vomi, mais un peu moins. Il a évacué plusieurs fois. Le pouls est toujours petit, les narines pulvérulentes.—Cataplasme *bis*, bain , lavement émollient.

Le 26, le ventre est plus douloureux que la veille, ballonné, sonore. Pouls petit ; la langue commence à se sécher au milieu. —Quinze sangsues, cataplasme *bis*, bain.

Le 27, le malade a été plusieurs fois à la selle en diarrhée. Du sang rouge est mêlé à ses déjections. De nouveau, nausées et quel-ques vomissements. Le ventre est toujours tendu, ballonné, le pouls petit, à 120. Cependant le malade dit se trouver mieux et souffrir moins.—Glace, une pilule opiacée, bain, cataplasme, lavement purgatif.

Le 28, le facies commence à s'altérer ; les narines toujours pulvérulentes. Pendant la nuit, le malade a de l'agitation et même un peu de délire ; il veut se lever, disant qu'il n'est plus malade et que c'est le lit qui l'affaiblit. Langue très-sèche, pouls très-faible. —Poudre de racine de belladone, 0 gr. 10 en quatre paquets; cataplasmes, bain, lavement au miel de mercuriale.

Le 29, le facies est plus altéré, beaucoup moins cependant qu'il ne l'est à la période ultime de la péritonite. Pouls très-petit, très-faible, à 130. Peau sèche. L'agitation et le délire ont persisté la nuit. Langue complétement sèche. Pas de nouveaux vomissements. Ventre toujours tendu et ballonné. Affaissement profond du malade. — Glace, poudre de racine de belladone, 0 gr. 10 en quatre paquets, cataplasme, bain.

Mort le même jour à trois heures de l'après-midi.

Autopsie faite le 31 mai. — Tous les intestins sont distendus par du gaz, excepté à partir de l'*S* iliaque. Tous les organes contenus dans l'abdomen sont recouverts d'une matière jaunâtre, glutineuse, qui n'est autre chose que du pus concret. Pas de trace de perforation. La muqueuse intestinale est saine. Dans quelques points cependant, existe un peu d'infiltration sanguine dans le tissu cellulaire sous-muqueux.

L'altération la plus curieuse est celle de l'estomac. Les parois ont une épaisseur d'environ 1 centimètre. La muqueuse non ramollie est épaisse de 1 à 2 millimètres. Vers le grand cul-de-sac est une plaque d'un rouge vif paraissant être le résultat de l'inflammation. Dans un point, au niveau de la grande courbure, en se rapprochant du grand cul-de-sac, est une tumeur sessile du volume d'un marron, molle ; le contenu de l'estomac est jaunâtre, et la pression en fait suinter un pus crémeux qui paraît infiltré dans les mailles du tissu cellulaire comme dans le phlegmon diffus. Dans les autres points des parois de l'estomac, la partie moyenne de la paroi, dans une épaisseur de 5 à 6 millimètres, est jaunâtre, et la pression en fait également suinter du pus. Ce pus se trouve-t-il entre la tunique muqueuse et la musculeuse, ou entre cette dernière et la séreuse ? Le microscope pourra trancher la question. Cependant, il me semble que l'on distingue en dehors une tunique qui paraît être le péritoine épaissi d'un demi-millimètre, et qui, sur la tranche de la paroi, semble se détacher d'une autre tunique de 1 millim. à 1 millim. 1/2 d'épaisseur, et paraissant être la tunique musculeuse.

Le cœur est volumineux, les parois hypertrophiées. Les lésions des orifices n'ont pas été constatées.

Rien aux autres organes.

Remarques. — Cette observation est complexe en ce sens qu'à l'autopsie, nous trouvons comme dans la précédente des lésions d'origine inflammatoire ailleurs que dans l'estomac ; le péritoine est le siége d'une inflammation généralisée.

Les commentaires qui nous ont été fournis par le fait de M. Cornil, nous dispensent d'entrer ici dans de longs détails, car nous croyons que le processus pathologique est le même, que l'inflammation péritonéale a été consécutive à celle de l'estomac.

Nous attirerons seulement l'attention sur quelques points. Nous signalerons d'abord la marche particulière de la maladie, le temps d'arrêt qu'elle a subi pendant quelques jours, et qui a été marqué par la rémission de tous les symptômes.

L'examen nécroscopique de l'estomac nous arrètera ensuite quelques instants. Quelle est cette tumeur sessile, du volume d'un marron, signalée sur la muqueuse stomacale ? Ne peut-on pas y voir une hypertrophie partielle de la muqueuse ou même du tissu sous-muqueux, comme il en existe dans les gastrites chroniques. Ce serait une ressemblance de plus avec l'observation précédente, et nous serions d'autant plus porté à admettre l'existence d'une inflammation chronique de l'estomac, qu'en l'absence de lésions tuberculeuses des poumons, elle nous expliquerait l'amaigrissement du malade.

De plus, en cherchant à remonter aux causes du mal, nous apprenons que cet homme vit dans de mauvaises conditions hygiéniques, qu'il a une nourriture insuffisante ; or, n'est-ce pas sous l'influence de pareilles causes que se développent ordinairement les inflammations chroniques du tube digestif?

OBSERVATION VI.

Nous extrayons des *Archives de Virchow* (juin 1865) l'observation suivante :

Un cas de suppuration du tissu cellulaire sous-muqueux de l'estomac, par le Dr Tüngel.

H..., employé dans une fabrique d'asphalte, âgé de 29 ans, fut apporté le 14 février 1865, sans attestation du médecin, dans la maison générale des malades d'Hambourg ; il descendit sans aide d'une voiture et se rendit sans soutien dans la chambre de réception. Là il fut pris subitement de convulsions et mourut avant l'arrivée du médecin appelé.

Le médecin de police, le Dr Engel-Reimers, eut la bonté de me donner sur lui les renseignements suivants : Cet homme, qui était regardé en général comme d'une probité parfaite, avait travaillé jusqu'au mois de mai de l'année précédente dans une autre fabrique d'asphalte ; à l'occasion d'une enquête faite dans cette fabrique au mois de décembre, il fut détenu pendant huit jours. Il montra pendant ce temps un certain affaissement, et ses camarades durent le ramener à son logis. La semaine qui précéda sa maladie, il habitait seul comme veilleur dans une chambre particulière située dans l'établissement de la fabrique.

Le 9 février, il fut rencontré par un ouvrier qui le trouva très-bien portant.

Le 10, il se plaignit de malaise et fut renvoyé chez lui.

Un de ses camarades qui vint le visiter le 12 le trouva au lit. Le malade lui raconta qu'il avait été pris, dans la nuit du 10 au 11 février, de vomissements plusieurs fois répétés le jour suivant, et qu'il s'était trouvé dans un état si déplorable qu'il croyait sa fin proche ; il n'avait rien pris pendant ce temps, si ce n'est un peu de café.

Pendant la visite de son camarade, il n'eut pas de vomissements, mais des éructations, et se plaignit de douleurs dans l'estomac. Il mangea une soupe de sagou avec du vin rouge qu'on lui avait apportés.

Le 13, on le trouva encore au lit ; les vomissements avaient cessé, les douleurs d'estomac duraient toujours ; il prit une certaine quantité de bouillon de veau et vers le soir un peu de bière et de pain.

Le 14, on trouva la maison fermée, et le même jour, vers midi, on rencontra H..., pâle comme la mort et un peu délirant, dans le dortoir de la fabrique ; il avait fait tout seul un chemin assez long pour se rendre de chez lui à cet endroit.

A neuf heures du matin, on l'avait vu dans un cabaret où il s'était fait servir une certaine quantité de bière chaude.

Un ouvrier fit avec lui un trajet assez long jusqu'au comptoir de la fabrique, et l'emmena de là, dans une voiture, à la maison santé, où on lui donna une tasse de bouillon.

Pendant le trajet, H... ne se plaignit de rien, mais il se trouva de temps en temps dans un état d'exaltation et voulut plusieurs fois descendre de la voiture pour aller boire du brandevin. Plus tard, dans l'enquête qui fut faite à la maison du défunt, on trouva un verre rempli d'une liqueur blanche qui n'était autre chose qu'une solution de savon blanc.

Autopsie vingt-deux heures après la mort.

Corps vigoureusement bâti, musculeux, coloration foncée de la peau et des muscles, aucune trace de lésion extérieure. Dans la bouche et les cavités nasales, restes desséchés de matières vomies ou régurgitées d'un brun jaunâtre.

L'arachnoïde cérébrale n'est pas trouble ; au-dessous d'elle, on ne trouve qu'un peu de sérosité ; la pie-mère et la substance cérébrale sont peu riches en sang ; ventricules du cerveau un peu larges, avec peu de sérosité ; épendyme résistant, avec des granulations étoilées.

Poumons riches en sang, particulièrement à la base et en arrière ; sous la plèvre pulmonaire des lobules inférieurs, petites ecchymoses disséminées ; le tissu n'est pas épaissi ; on remarque déjà des traces de putréfaction commençante.

Le cœur n'est pas recouvert de tissu graisseux ; l'oreillette droite et les deux ventricules sont un peu élargis ; les valvules sont saines ; l'endocarde présente de l'imbibition cadavérique.

Dans la cavité péritonéale, on trouve une quantité considérable d'une sérosité trouble, jaune, semblable à du pus, avec des concrétions éparses, molles, fibrineuses.

Estomac un peu large et affaissé ; le petit intestin, particulièrement le jéjunum, est élargi paralytiquement ; les appendices graisseux du gros intestin sont un peu gonflés. La séreuse de l'estomac n'est pas injectée ; il n'existe ni injection, ni infiltration purulente, ni infiltration sanguine, dans le grand et le petit épiploon, qui sont tous les deux riches en graisse.

La séreuse du petit intestin et les appendices épiploïques du gros montrent une injection légère des petits vaisseaux.

L'estomac contient une sérosité d'un brun jaunâtre peu foncé, trouble, un peu crémeuse ; sa muqueuse n'est pas rouge, mais épaissie d'une façon manifeste. Le tissu cellulaire sous-muqueux, particulièrement sur la paroi postérieure, est fortement gonflé, un peu ramolli, mais pas désagrégé et contenant dans ses mailles une sérosité fluide, purulente, qui se laisse exprimer facilement comme d'une éponge. Les limites de cette infiltration ne sont pas nettement définies ; la tunique musculeuse paraît un peu épaissie, mais n'est pas altérée. L'infiltration purulente existe sur tout l'estomac, mais ne se prolonge ni sur le cardia, ni sur le pylore.

Dans le petit intestin, on trouve un contenu jaune-clair, un peu crémeux, dans lequel existe un certain nombre de pois à moitié digérés ; la muqueuse ne présente aucune altération.

Dans le gros intestin, on trouve des matières fécales consistantes et brunes.

Le foie est un peu plus gros, son enveloppe séreuse n'est pas trouble ; au-dessous d'elle, on trouve un certain nombre d'extravasations sanguines sous forme de points ou de taches. La surface de la coupe est régulièrement d'un brun pâle, d'aspect naturel, de consistance normale.

Bile d'une coloration brun-clair, trouble et en petite quantité.

Rate d'une grosseur naturelle, molle et pâle.

Reins légèrement gonflés et riches en sang, mais d'un aspect extérieur non altéré.

Vessie vide, revenue sur elle-même.

Dans le mésentère, on voit un certain nombre d'extravasations sanguines. Les vaisseaux du mésentère, la veine cave et la veine porte, ne sont pas altérés ; le sang est partout foncé et fluide, il a déjà subi un certain degré de putréfaction.

La muqueuse stomacale montre, à l'examen microscopique, un état de tuméfaction parenchymateuse ; la même chose existe dans les cellules parenchymateuses du foie et des reins.

Comme la possibilité d'un empoisonnement ou d'un suicide était admissible, la police fit soumettre à l'analyse chimique le contenu de l'estomac et du canal digestif, ainsi qu'une partie de l'estomac, de l'intestin et du foie, dans le but d'y rechercher un poison inorganique. Le résultat fut complétement négatif.....

OBSERVATION VII.

Hôpital Lariboisière. Service de M. Guyot. Gastrite phlegmoneuse (*Union médicale* du 27 juillet 1865). Observation recueillie par M. Fontan.

G....., 26 ans, ouvrier plombier, entre le 23 juin 1865 à l'hôpital Lariboisière, salle Saint-Henri, n° 28, dans le service de M. Pidoux, suppléé actuellement par M. Guyot.

Ce jeune homme, d'une constitution robuste, a été pris subitement, il y a huit jours, de troubles très-sérieux du côté du tube digestif. Les douleurs, qui siégaient principalement à la région épigastrique et y déterminaient un sentiment de brûlure, étaient assez violentes pour lui arracher des cris, le priver entièrement de sommeil, et rendre toute position impossible à conserver. Nausées opiniâtres et très-fatigantes. Les déjections gastriques et intestinales exhalaient une odeur des plus fétides ; composées de matières d'abord alimentaires, puis bilieuses, elles ont passé successivement d'une coloration jaunâtre à une teinte verdâtre, porracée. Les matières expulsées occasionnaient, en traversant l'isthme du gosier, une amertume considérable et une sorte de cuisson, soif ardente, appétence très-marquée pour des boissons fraîches et acidules ; les liquides chauds étaient moins bien tolérés par l'estomac. Alternatives de chaleur et de frissons, sueurs froides.

L'apparition brusque de ces accidents, au milieu d'un état parfait de santé, fit supposer tout d'abord à cet homme qu'il était victime d'un empoisonnement. Puis il crut devoir attribuer ses souffrances à la profession qu'il exerce ; cependant, quoique travaillant dans le minium depuis deux ans, il n'a jamais ressenti les effets de l'intoxication saturnine, et d'ailleurs on ne trouve pas chez lui le liséré caractéristique des gencives. Toujours est-il que, après avoir essayé, mais en vain, de continuer ses occupations, il s'est décidé devant la persistance de son malaise à venir réclamer les soins de l'hôpital.

A son arrivée, il se plaint des douleurs qu'il éprouve à l'épigastre, et que la pression même la plus légère suffit pour exaspérer. Le reste du ventre est moins sensible et est le siége d'une certaine tension. Les vomissements continuent et présentent les mêmes caractères. Langue saburrale. Perte complète de l'appétit. Quant aux évacuations alvines, après avoir été très-abondantes pendant les trois premiers jours de la maladie, elles se sont entièrement supprimées et ont été remplacées par de la constipation. Il y a eu néanmoins des garde-robes la veille de son entrée dans le service, mais seulement après l'administration de l'eau de Sedlitz. Brisement des forces ; un peu de céphalalgie. Somme toute, malgré l'intensité de quelques-uns des symptômes, rien qui puisse autoriser jusqu'à présent un pronostic fâcheux. — M. Guyot prescrit : limonade sulfurique ; huile de ricin, 20 grammes avec addition d'une goutte d'huile de croton.

25 juin. L'état général a revêtu tout à coup dans la soirée d'hier une gravité des plus considérables, et il y a eu beaucoup d'agitation pendant la nuit. Le matin, l'ensemble des phénomènes rappelle assez bien la physionomie de la période algide du choléra. Ainsi, on observe un refroidissement très-marqué de la surface du corps, avec teinte asphyxique généralisée. La peau est parsemée de taches bleuâtres, mais la cyanose est surtout très-visible aux extrémités. Altération profonde des traits du visage ; les yeux sont caves ; obscurcissement de la vue. L'haleine est froide, voix éteinte, comme cassée. Le pouls est d'une petitesse extrême, filiforme ; pas

de troubles cardiaques appréciables à l'auscultation. Suspension de la sécrétion urinaire ; la vessie est vide, quoiqu'il n'ait pas uriné depuis hier. Quant aux téguments, ils ont conservé toute leur élasticité ; car si on les pince, ils ne gardent pas le pli qu'on a cherché à leur imprimer. Soif vive. Sécheresse de la langue. Uu seul vomissement ; pas de garde-robes, malgré le purgatif. Il souffre tou jours du ventre ; mais la pression, au lieu d'augmenter la douleur comme hier, semble produire plutôt un véritable soulagement. Au milieu d'un cortége de symptômes aussi alarmants, intégrité parfaite des facultés intellectuelles ; seulement le malade est inquiet et ne cherche pas à dissimuler l'anxiété qu'il éprouve. Traitement : punch au thé chaud, à prendre par tasses ; julep avec acétate d'ammoniaque, 8 grammes, et sirop d'écorce d'orange, 30 grammes ; frictions stimulantes sur toute la surface du corps avec de l'essence de térébenthine.

A la visite du soir, on constate une légère diminution dans les phénomènes morbides de certaines fonctions. Le regard est éveillé, la voix n'est plus éteinte. La sensation douloureuse de l'épigastre s'est tout à fait dissipée. Les forces musculaires ont repris toute leur énergie ; le malade a pu, en effet, se lever et marcher sans le secours d'un aide, chaque fois qu'il a eu besoin d'aller à la selle. Il y a eu cinq garde-robes bilieuses dans l'après-midi, ainsi qu'une émission assez abondante d'urines très-foncées ; le cours de la sécrétion urinaire est donc rétabli, mais il existe du ténesme vésical. C'est le seul phénomène qui préoccupe actuellement le malade ; car, pour tout le reste, il ressent une amélioration très-sensible qui lui a entièrement rendu sa tranquillité d'esprit. Il n'accuse plus la sensation de froid intense qu'il éprouvait le matin ; il se trouve très-réchauffé, déclare même qu'il étouffe et qu'il a besoin d'air. Cependant, bien qu'il n'en ait plus conscience, le refroidissement n'en est pas moins considérable à l'extérieur ; la peau est couverte d'une sueur visqueuse et glacée, et la cyanose a fait de nouveaux progrès. Le pouls est faible, presque imperceptible (120 pulsat.).

Rien de saillant à noter dans le reste de la soirée, si ce n'est une nouvelle garde-robe très-abondante. Enfin le malade succombe vers le milieu de la nuit, à onze heures et demie, sans souffrances, sans agonie, en conservant toute sa raison, et après avoir causé jusqu'au dernier moment avec l'infirmier chargé de lui donner des soins.

Autopsie. — Péritonite généralisée. Épanchement dans la cavité abdominale d'un liquide louche, avec des flocons de pus. Injection très-vive de la surface péritonéale de l'estomac ; l'intestin ne présente aucune perforation. Les parois de l'estomac ont un volume considérable, et des incisions multiples font constater la présence d'une nappe de pus qui s'étend du cardia au pylore, tant à la paroi postérieure qu'à la paroi antérieure, et qui a dissocié complétement les tuniques musculeuse et celluleuse ; il suffit, en effet, d'enlever légèrement avec le bistouri, la tunique muqueuse ou la tunique séreuse, pour arriver sur cette couche de pus.

La tunique muqueuse présente, en outre, dans le grand cul-de-sac, quatre ecchymoses dont deux, plus superficielles, sont faciles à reconnaître, tandis que deux autres, du diamètre d'une pièce d'un franc, ont complétement infiltré l'épaisseur de la paroi, et peuvent en imposer pour des eschares.

Pas d'ulcération.

La tunique interne de l'œsophage et de l'intestin n'offre aucune lésion. Rien dans les autres viscères.

Remarques. — A la suite de cette observation, M. Guyot ajoute: « Le repas avait été probablement préparé dans une casserole mal étamée, car deux autres personnes, qui l'avaient partagé, ont été aussi prises de vomissements et de symptômes gastriques, mais moins graves. »

Je ne sache pas qu'on ait signalé, dans l'empoisonnement par les préparations cuivreuses, l'existence de suppurations sous-muqueuses de l'estomac; les lésions qui accompagnent les intoxications de ce genre sont des inflammations et des désorganisations de surface, et siégent sur toute la longueur du tube digestif; or, ici, nous ne rencontrons d'altérations que dans l'estomac. Nous sommes donc assez peu disposé à croire à un empoisonnement. La marche de la maladie vient aussi apporter des

Auvray.   4 arguments en faveur de notre opinion ; ce n'est en effet qu'au bout de huit jours que cet homme abandonne complétement ses travaux et entre à l'hôpital.

Nous ajouterons, ce qui est pour nous d'un très-grand poids, que M. Tardieu, ayant vu les pièces anatomiques, a rejeté toute idée d'empoisonnement et conclut à l'existence d'une gastrite phlegmoneuse.

Dans l'observation précédente, où l'on avait également soupçonné un empoisonnement, l'analyse chimique a été complétement négative.

OBSERVATION VIII.

Bulletins de la Société anatomique, 1865. Gastrite phlegmoneuse.
Infiltration purulente des parois de l'estomac.

M. Ch. Morel adresse à la Société de Feurier, canton de Neufchâtel (Suisse), l'estomac d'un malade sur lequel il donne les renseignements suivants :

M...., homme de 25 ans, habitant une haute vallée du Jura, après de violents chagrins, fut pris d'anorexie, de bouffissure du visage, puis de vomissements. Il avait cherché à alléger ses maux en prenant un purgatif, son état s'était aggravé. Il avait aussi cherché à s'étourdir en se livrant à quelques excès de boissons. La dernière nuit, il fut tourmenté par un hoquet incessant. Quelques heures avant sa mort, aucune des personnes qui l'entouraient ne se doutait que sa fin fût si prochaine.

Les circonstances qui avaient précédé ou accompagné le décès ayant fait naître le soupçon de mort violente, MM. Asverus et Morel furent chargés de l'autopsie.

Autopsie faite le 7 octobre 1865, soixante heures après le décès, par un temps chaud.

La putréfaction était déjà fort avancée et le corps répandait une odeur des plus repoussantes.

Les parois de l'abdomen incisées, des ligatures furent placées sur l'œsophage et le duodénum, et mon confrère, qui tenait le scalpel, reconnut déjà, avant de l'extraire de la cavité abdominale, que l'estomac présentait une épaisseur tout à fait insolite. Le viscère fut placé sur une table, et plusieurs incisions pratiquées dans le sens de la longueur, nous permirent de constater que l'épaisseur extraordinaire du ventricule tenait à l'infiltration, entre la membrane muqueuse et la tunique péritonéale, d'une couche d'une substance blanche concrète.

La description que donne M. Raynaud de cette affection, dans son rapport à la Société anatomique, s'applique parfaitement à notre cas. Il s'agit, comme il le dit, d'une infiltration purulente très-épaisse, étendue en forme de nappe à la presque totalité du viscère.

Chez M....., la couche purulente allait en augmentant du cardia au pylore. Le maximum d'épaisseur de cette couche de pus concret pouvait être de 4 à 5 millimètres ; raclée avec le scalpel, elle laissait sourdre un liquide lactescent. Les deux orifices étaient libres. Le cardia offrait une injection d'un rouge foncé très-prononcé. La membrane muqueuse était saine, non ramollie. Aucune altération ne se remarquait dans la tunique péritonéale.

On trouve plusieurs cuillerées de sérosité sanguinolente dans la cavité du péricarde, mais pas de fausses membranes.

Le foie et les reins sont sains.

L'autopsie n'a pas été poussée plus loin : l'état de décomposition du cadavre la rendait extrêmement pénible, et, au surplus, la remarquable lésion de l'estomac que nous avions rencontrée permettait de borner là nos investigations.

La sérosité sanguinolente épanchée dans le péricarde a-t-elle pu contribuer à l'issue fatale ? Il est permis de le penser : la quantité en était telle, qu'on peut admettre, sans trop s'avancer, qu'elle était le résultat d'un véritable travail morbide.

La durée de la maladie n'a guère dépassé quelques semaines.

Quelle est la cause à laquelle on peut attribuer la production de cette gastrite phlegmoneuse ? Il me paraît hors de contestation que le chagrin profond et persistant dont M..... était accablé a exercé ici une influence primitive et prépondérante. Cette cause morale, agissant sans relâche, a dû porter dans tout son organisme une perturbation intense. Les quelques excès alcooliques que M..... a commis me paraissent devoir absolument être mis hors de cause.

La gastrite phlegmoneuse serait autrement fréquente, si des habitudes d'intempérance, ou même quelques excès isolés, étaient capables de la faire naître.

La maladie dont je m'occupe en ce moment est, aux yeux de M. Raynaud, d'accord en cela avec le Dr Dittrich (de Prague), une affection *totius substantiœ*, un processus dyscrasique aigu, qu'il placerait entre la fièvre puerpérale et la méningite cérébro-spinale. Le cas que je viens de rapporter me paraît très-propre à confirmer cette manière de voir.

Examen microscopique par M. Hayem, interne des hôpitaux. Bien que la pièce ait macéré longtemps dans l'alcool, on peut constater les lésions suivantes :

1° Les trois couches de l'estomac : la muqueuse, le tissu cellulo-adipeux sous-muqueux, la tunique musculeuse, sont d'une épaisseur beaucoup plus considérable qu'à l'état normal. Cette lésion porte particulièrement sur le tissu cellulo-adipeux, qui est, au moins, cinq à six fois plus épais que dans un estomac sain. Une coupe perpendiculaire, comprenant la totalité de la paroi, montre très-bien, à un faible grossissement, la disposition relative des diverses couches tuméfiées.

2° Les éléments des trois couches sont séparés, écartés par une production considérable de leucocythes de la variété *cellule* et de la variété *noyau libre*. Les éléments du pus sont infiltrés, non-seulement dans la trame de la muqueuse, entre les glandules stomacales, et particulièrement dans les mailles du tissu cellulo-adipeux, mais entre les couches successives des fibres charnues de la membrane musculeuse, chaque plan de fibres musculaires étant séparé du voisin par une couche de leucocythes.

3° On voit, de plus, comme altérations accessoires, de nombreuses gouttelettes graisseuses, et une infiltration graisseuse ou granuleuse des éléments de la paroi stomacale, particulièrement dans les cellules épithéliales des glandes de la muqueuse et dans les noyaux des capillaires ; mais la macération dans l'alcool empêche de se faire une idée complète de ces particularités.

Il s'agit donc ici d'une suppuration générale et abondante de tout le tissu conjonctif et cellulo-adipeux de la paroi stomacale, et le titre de *gastrite phlegmoneuse*, donné à cette observation, n'est pas par conséquent sans fondement.

Mais nous ajouterons que, pour comprendre exactement la lésion, il faut remarquer que l'infiltration purulente existe dans les trois tuniques, et que c'est à elle qu'est due l'hypertrophie apparente de la paroi de l'estomac. C'est donc un véritable phlegmon diffus de toute la paroi stomacale, et le nom de *gastrite interstitielle suppurative*, indiquant que l'inflammation suppurative siége dans toutes les parties du tissu interstitiel de la paroi stomacale, serait, au point de vue anatomique, une expression plus correcte que nous ne faisons d'ailleurs qu'indiquer pour faire saisir le siége exact de la maladie.

Remarques. — Les symptômes indiqués par M. Morel sont tellement incomplets qu'il est bien difficile d'en tirer une conclusion quelconque.

Le malade a eu de l'anorexie, de la bouffissure du visage, puis des vomissements après de violents chagrins. On note également quelques excès alcooliques et dans la dernière nuit, un hoquet incessant.

Peut-être pourrait-on, à la rigueur, considérer ce cas comme une infiltration purulente à marche chronique, aucun symptôme aigu n'est signalé, même dans les derniers jours, et il est probable, malgré le peu de détails fournis par l'observation, que, s'il eût existé quelque phénomène de ce genre, il serait indiqué. Il semble plutôt que le malade soit mort épuisé à la longue et dans un état de cachexie profonde, absolument comme cela se passe dans le cas d'abcès chronique de l'estomac.

Nous admettons avec M. Morel, que le chagrin persistant et profond dont M... était accablé, a sans doute exercé ici une influence primitive et prépondérante sur la production de la gastrite phlegmoneuse, mais pourquoi nier complétement l'action des excès de boisson, et pourquoi surtout en faire une affection *totius substantiæ* ? Nous ne voyons absolument rien qui légitime une opinion de ce genre.

OBSERVATION IX.

Observation prise dans Lieutaud (*Hist. anat. médic.*, lib. I, obs. 28.

Un homme, à la suite d'un excès et après avoir avalé une grande quantité de vin et d'eau-de-vie, fut pris de vomissements opiniâtres, d'une chaleur d'entrailles intolérable ; ces symptômes s'aggravèrent, et il mourut le cinquième jour de sa maladie.

L'estomac, squirrheux et épaissi à la petite courbure, était noir et présentait des taches gangréneuses ; à la partie opposée, il contenait dans ses tuniques un vaste abcès ; les poumons étaient emphysémateux et gangréneux.

Remarques. — Malgré le peu de détails cliniques renfermés dans cette observation, il y a plusieurs points qui paraissent assez nets : le début brusque par des vomissements opiniâtres et une chaleur d'entrailles, à la suite d'un excès ; la marche aiguë de la maladie ; enfin la présence d'un abcès dans les tuniques de l'estomac.

Doit-on considérer l'état *gangréneux* des poumons comme une pneumonie grise, ainsi que le fait M. Raynaud ? Une telle interprétation est très-admissible ; mais, en l'absence de preuves, nous nous abstiendrons de formuler une opinion. Un fait qui nous semble ressortir de l'état de l'estomac (couleur noire et taches gangréneuses), c'est qu'il y a eu une irritation locale exercée par la grande quantité d'alcooliques ingérés, irritation à la suite de laquelle s'est développée l'inflammation phlegmoneuse de l'organe.

OBSERVATION X.

Prise dans la thèse de M. Pennetier sur « la gastrite dans l'alcoolisme, »
recueillie par M. Dumesnil.

Jean P....., sonneur, entra le 20 septembre 1861 à l'hospice général de Rouen, salle Saint-Joseph, n° 17. Les renseignements
recueillis en ville auprès de la famille nous ont appris que cet
homme buvait beaucoup depuis vingt ans, et rentrait chez lui ivre
en moyenne deux ou trois fois par semaine. D'une très-bonne
santé, il ne s'est jamais plaint que d'un affaiblissement de la vue
il y a deux ans ; il n'a jamais eu d'accidents de *delirium tremens*.

Le samedi 14 septembre, il s'est plaint de crampes violentes
dans les membres, surtout dans les membres inférieurs, et eut
en même temps des selles fréquentes et très-copieuses qu'il com-
pare à de l'oseille cuite. Malgré cela, il continua ses occupations à
la grosse horloge et à la cathédrale ; mais bientôt, les crampes et
la diarrhée redoublant d'intensité, il se vit forcé d'interrompre
son travail (18 septembre).

Il ressentit alors de très-vives douleurs dans le ventre, présenta
une coloration livide de la face et des membres, et un refroidissement des extrémités supérieures et inférieures tel. qu'on fut obligé
de le réchauffer avec des draps et des couvertures. Le lendemain
soir, les crampes cessèrent, mais le malade fut pris de vomissements jaunâtres.

A son entrée à l'hospice général, il présente les symptômes suivants : coloration un peu violacée de la face et des membres su-
périeurs ; douleurs assez vives dans tout le ventre et surtout à
l'épigastre ; il ne peut même supporter la pression de la main sur
ce dernier point ; garde-robes moins fréquentes depuis la veille au
soir, bouche amère, langue sèche et couverte d'un enduit muqueux,
appétit nul, soif très-vive, pouls petit et accéléré, brisement général.—Eau de Seltz, groseilles ; julep, avec 30 grammes de sirop
diacode.

Le 24 septembre au matin, même état ; le soir, à onze heures,
délire, agitation assez vive ; il prononce à moitié quelques mots

inintelligibles ; regard fixe, respiration gênée, pouls filiforme, très-accéléré.

Le 22 au matin, le malade est dans le coma, la figure exprime la souffrance, elle est cyanosée ; les extrémités sont froides ; il y a eu depuis la veille deux vomissements et cinq selles.

Le malade meurt dans la journée.

Le 24, *autopsie.* L'estomac, principalement dans la moitié gauche, est d'un rouge intense et parsemé de nombreuses saillies arrondies, du volume d'un pois, et semblables à des excroissances polypeuses ; vers le milieu de la grande courbure, on remarque une saillie arrondie, ayant environ 3 centimètres de diamètre, d'un rouge violacé plus foncé que la coloration des parties voisines ; sa consistance est molle ; une incision sur cette saillie donne issue à une cuillerée environ d'un pus bien lié, semblable à celui qui forme les abcès du tissu cellulaire. La saillie disparaît complétement par l'évacuation du pus, et on voit manifestement que celui-ci était contenu dans une poche limitée en dedans par la muqueuse, en dehors par la membrane fibreuse ; en d'autres termes, c'était un abcès du tissu cellulaire sous-muqueux. A une petite distance de cet abcès principal, on en trouve deux autres ayant la grosseur d'un pois, développés également dans le tissu cellulaire sous-muqueux. La couche musculeuse de l'estomac a son aspect normal ; la muqueuse de l'intestin grêle présente partout une rougeur assez vive.

Remarques. — Pour nous, cette observation est très-concluante, et nous croyons pouvoir en tirer des déductions importantes.

Elle nous montre d'abord qu'un abcès de l'estomac présente quelquefois une marche aiguë ; de plus, les lésions concomitantes de la muqueuse stomacale, rapprochées des renseignements pris sur le malade, nous permettent, je crois, de rattacher à l'alcoolisme les désordres constatés à l'autopsie.

Parmi les lésions locales de la gastrite alcoolique, les auteurs signalent en effet, sur la surface interne de l'organe, de petites saillies formées par l'hypertrophie et la dégénération graisseuse des glandules de l'estomac, et quelquefois aussi par l'hypertrophie du tissu sous-muqueux et de la tunique musculeuse elle-même.

Nous considérons donc cette observation comme un abcès stomacal survenu dans le cours d'une gastrite alcoolique chronique.

OBSERVATION XI.

Gastrite phlegmoneuse (abcès sous-muqueux de l'estomac)
chez un alcoolique.

Le samedi 14 avril 1866, le nommé N..... (Gabriel), àgé de 76 ans, menuisier, est apporté à l'hôpital Lariboisière, salle Saint-Augustin *bis*, n° 8, service de M. Duplay.

Cet homme, d'une constitution en apparence peu robuste, n'a cependant, malgré son âge, aucune infirmité qui l'empêche de se livrer aux travaux de sa profession.

Sa colonne vertébrale présente, dans la région dorsale, une gibbosité très-prononcée, datant de l'enfance et d'origine rachitique ; ses membres inférieurs présentent également une incurvation due à la même cause.

D'une bonne santé ordinaire, il nie l'existence d'abus alcooliques ; mais il résulte des renseignements que nous avons pris en ville, qu'on le voyait rentrer complétement ivre tous les dimanches, depuis trois mois qu'on le connaissait, et que le dimanche 8 avril, c'est-à-dire un ou deux jours avant l'apparition des premiers troubles, il s'était encore livré à des excès alcooliques.

Le début des accidents qui l'ont amené à l'hôpital remonte au commencement de cette semaine et a été marqué par une légère diminution de l'appétit et quelques coliques.

La veille de son entrée dans nos salles, il a été pris tout à coup, sans cause déterminante connue, de vomissements répétés, composés d'abord de matières alimentaires et devenus depuis complétement liquides et jaunâtres.

14 avril. A la visite du soir, nous trouvons le malade dans un état de prostration considérable, le facies est altéré, abdominal, les traits sont tirés, les yeux excavés, il fait entendre de fréquents gémissements.

Il répond avec peine aux questions qu'on lui adresse, de sorte que les renseignements qu'on peut obtenir sont assez incomplets. Toute la journée d'hier, il a eu des vomissements répétés d'un liquide jaunâtre sans matières alimentaires. Ces vomissements ont persisté jusqu'à présent, en offrant les mêmes caractères.

Il n'est pas allé à la selle depuis plusieurs jours (le malade ne peut préciser exactement l'époque).

La langue, blanche au centre, rouge sur les bords, est humide ; l'haleine a une odeur très-désagréable.

L'appétit est complétement nul, la soif assez vive.

L'abdomen est le siége de douleurs spontanées que la pression exagère ; par une palpation méthodique, on parvient à distinguer deux summum d'intensité assez exactement limités, l'un à la fosse iliaque droite, l'autre à la région épigastrique. Ce dernier point surtout est très-douloureux. Du reste l'abdomen tout entier est doué d'une sensibilité exagérée, mais il est souple, il n'est pas ballonné, les anses intestinales ne se dessinent pas à sa surface ; la sonorité est normale.

Il existe une hernie inguinale gauche de date ancienne, assez volumineuse, se réduisant avec la plus grande facilité et non douloureuse même à la pression.

Le pouls est accéléré, assez développé, ne se laissant pas facilement déprimer sous le doigt, il présente de nombreuses irrégularités.

Du côté du cœur, nous retrouvons la même irrégularité dans le rhythme des battements ; la matité précordiale est augmentée, l'impulsion de l'organe en masse est assez forte, bien que l'on délimite assez difficilement la pointe, les bruits sont sourds, mais sans mélange de bruits anormaux.

La chaleur de la peau n'est pas augmentée.

La percussion de la région hépatique montre une légère augmentation du volume du foie, cet organe déborde les fausses côtes d'environ un travers de doigt.

Rien du côté du thorax ; l'exploration en est du reste rendue difficile à cause de la déformation de la colonne vertébrale.

Traitement. Lavement purgatif. Glace à l'intérieur. Cataplasmes sur le ventre.

Dimanche 15 avril. L'état général du malade n'a pas éprouvé de changement notable depuis hier ; peut-être la prostration est-elle encore plus considérable.

Les vomissements ont persisté cette nuit, ils sont formés d'un liquide jaunâtre, au milieu duquel nagent quelques débris d'apparence fécaloïde.

Le lavement a été rendu sans provoquer de selle solide.

La nuit a été très-agitée et presque sans sommeil.

Le ventre n'est pas plus tendu qu'hier ; la douleur est toujours limitée dans les mêmes points.

Le pouls conserve sa fréquence et sa force, on y observe les mêmes inégalités.

La langue s'est desséchée ; l'haleine plus fétide rappelle parfaitement l'odeur fécaloïde.

Traitement. Nouveau lavement purgatif ; glace, eau de Seltz ; extrait gommeux d'opium. Grand bain. Cataplasmes.

Lundi 16 avril. Dans la journée d'hier, une évacuation abondante qui s'est renouvelée cette nuit.

Les vomissements ont cessé ; à la suite du bain, le malade a semblé éprouver une légère diminution des douleurs abdominales.

La nuit a été plus calme que la précédente, quoiqu'il y ait eu peu de sommeil.

Ce matin nous trouvons un état fébrile toujours notable, la peau est plus chaude que les jours précédents, les douleurs abdominales sont moins intenses ; la perte complète d'appétit persiste ; c'est à peine si le malade veut prendre quelques cuillerées de bouillon.

La langue a perdu presque complétement son enduit blanchâtre, mais elle a une tendance de plus en plus marquée à la sécheresse.

La prostration est toujours très-considérable.

Traitement. Deux verres d'eau de Sedlitz ; limonade ; glace ; eau de Seltz. Cataplasmes. Opium.

Mardi 17 avril. La prostration a augmenté. La face est sans expression ; les yeux ternes ; les pommettes sont injectées, la langue est de plus en plus sèche, rouge et se couvre de fuliginosités.

Toute espèce de mouvement est pénible pour le malade ; sa voix est devenue faible, il répond d'une façon tout à fait indistincte aux questions qu'on lui adresse et se plaint surtout d'une douleur qu'il rapporte à la région épigastrique. Cette douleur s'exagère par la pression et est plus intense qu'au début. Le reste du ventre est à peine sensible.

Des évacuations abondantes ont été obtenues hier avec le purgatif qu'on lui a administré.

Persistance de l'état fabrile ; la peau est devenue chaude et sèche.

Traitement. Limonade vineuse ; opium ; extrait de quinquina.

Pendant les quatre jours suivants, il ne s'est manifesté aucun symptôme particulier, en dehors de cet état fébrile avec adynamie profonde, inappétence complète, soif peu vive, expression de souffrance de la face, perte de sommeil et quelques phénomènes de divagation la nuit. Les vomissements ne se sont pas reproduits ; à l'aide de lavements légèrement purgatifs, on a facilement obtenu chaque jour des évacuations alvines ; la douleur épigastrique a persisté en présentant quelques variations dans son intensité.

Le 22 avril est survenue une tuméfaction douloureuse avec rougeur et tension dans la région parotidienne droite ; cette tuméfaction s'est rapidement étendue à toute la région et a acquis un volume considérable. Une diarrhée assez abondante, composée de matières liquides, vertes, s'est produite et n'a cessé que la veille de la mort.

Enfin, dans les derniers jours, on a noté un délire plus accentué la nuit, sans que pourtant le malade se livrât à des manifestations violentes ; il n'a plus été possible de tirer de lui des réponses intelligibles ; la douleur épigastrique a presque complétement disparu, et le 27 avril, la mort est survenue lentement au milieu de ces phénomènes de prostration et d'adynamie.

Autopsie pratiquée trente heures après la mort. L'abdomen étant ouvert, nous ne trouvons point de liquide dans la cavité péritonéale, la séreuse est exempte d'inflammation ; seulement, par places, on rencontre une injection assez prononcée du mésentère. Cette injection est très-manifeste au niveau du point où l'intestin grêle vient s'ouvrir dans le cœcum ; mais, pas plus à ce niveau que dans tout autre lieu, nous ne rencontrons d'altération du petit intestin, pas de rétrécissement, pas d'inflammation.

Cherchant l'explication de cette constipation opiniâtre qui avait signalé le début de la maladie, nous avons porté nos investigations sur les dernières portions du gros intestin, et nous avons rencontré dans le petit bassin, sur le côté droit du rectum, dans le tissu cellulaire qui entoure cet organe, un abcès assez nettement circonscrit, du volume d'une noisette, et contenant un liquide purulent. A ce niveau, le rectum lui-même est le siége d'une injection très-prononcée, se montrant sur les deux faces et pénétrant dans l'intérieur de son tissu ; à l'œil nu, nous n'avons aperçu aucune trace de pus sur la coupe de la paroi. Une incision pratiquée dans la région parotidienne montre une infiltration purulente du tissu péri-parotidien.

Le foie est légèrement augmenté de volume et congestionné. La rate, très-petite, offre à sa surface quelques fausses membranes de date ancienne. Son tissu ne paraît pas altéré.

La base des poumons est le siége d'une congestion hypostatique peu intense.

Le cœur flasque, volumineux, est recouvert sur sa face externe par une couche graisseuse, épaisse, les fibres musculaires sont pâles, les parois amincies et les cavités plus larges qu'à l'état normal. Le pourtour de l'orifice aortique est induré, presque cartilagineux, et présente quelques dépôts calcaires, mais le jeu des valvules peut cependant se faire librement. On trouve sur les valvules mitrales quelques petits noyaux cartilagineux.

La lésion de beaucoup la plus importante siége dans l'estomac. Cet organe incisé le long de sa grande courbure et étalé présente sur sa face muqueuse, aux environs du pylore, quatre saillies, dont trois sont situées dans la direction de la petite courbure, et la quatrième, près de la grande, à côté de l'insertion de l'épiploon sur l'estomac. Ces tumeurs, dont la plus volumineuse a environ les dimensions d'une grosse noix et la plus petite celle d'une noisette, sont fluctuantes, et leur paroi interne représentée par la muqueuse stomacale est le siége d'une injection très-vive allant même jusqu'à produire de petites ecchymoses.

De ces tumeurs, trois, régulièrement arrondies, sont distantes du pylore, l'une de six, les deux autres de quatre centimètres environ ; la quatrième, ovoïde, allongée dans le sens du grand dia-

Auvray.   5

mètre de l'organe, touche l'orifice pylorique. Cet orifice lui-même est libre et ne présente aucun obstacle au cours des matières. Une incision pratiquée au niveau des tumeurs, donne issue à un liquide purulent assez abondant, mal lié, qui, examiné au microscope, renferme des leucocythes granuleux.

L'un de ces abcès a été ouvert par sa face externe, les autres par leur face interne. Ils faisaient peu de saillie à la surface extérieure de l'estomac, à l'exception cependant du plus volumineux, au niveau duquel existait une proéminence arrondie.

L'intérieur des abcès présente une paroi irrégulière, et des brides nombreuses traversent leur cavité ; leur siége est manifestement dans le tissu cellulaire sous-muqueux.

Dans trois d'entre eux, le pus est parfaitement collecté ; sur la limite du quatrième, on distingue à l'œil nu, entre les tuniques muqueuses et musculeuses, une espèce de tissu spongoïde d'où, par la pression, on fait sourdre des gouttelettes de pus ; deux de ces abcès communiquent entre eux par un trajet fistuleux sous-muqueux.

L'aspect général de la muqueuse stomacale est granulé, sa coloration grise ardoisée ; dans plusieurs points existe une injection assez vive.

Du côté de l'orifice cardiaque, on ne remarque rien de particulier.

La séreuse présente également par places, et surtout au niveau de la partie épiploïque qui avoisine le premier foyer, une injection très-vive.

L'examen microscopique de la pièce ayant été fait par notre excellent collégue et ami M. Hayem, voici les lésions qu'il a constatées :

1o Sur une coupe pratiquée au niveau du pylore, on remarque une augmentation de l'épaisseur normale de la paroi stomacale ; cet épaississement est dû à la multiplication du tissu interstitiel et au gonflement granulo-graisseux des différents éléments qui entrent dans la constitution de la paroi, particulièrement de l'épithélium des glandes de la muqueuse et des fibres musculaires de la musculeuse.

2o Une coupe perpendiculaire, comprenant toute l'épaisseur de la paroi interne d'un des abcès, nous montre la muqueuse stomacale avec ses glandes, dont l'épithélium est rempli de granulations graisseuses assez abondantes. Entre les glandes existe une quantité assez considérable de noyaux et de petites cellules ; celles-ci sont d'autant plus nombreuses qu'on se rapproche des parties profondes de la muqueuse.

Au-dessous et à une petite distance des culs-de-sac glandulaires, on voit une couche de fibres musculaires lisses, entre-croisées, d'épaisseur variable, constituant la couche musculaire de la muqueuse elle-même. Ces fibres sont infiltrées de granulations graisseuses assez nombreuses, et de plus, dans le tissu cellulaire qui sépare les faisceaux, se trouve une quantité assez grande de noyaux et de petites cellules.

3° Coupe de la paroi externe du même abcès. Cette coupe représente par son épaisseur beaucoup plus que l'épaisseur normale de la musculeuse stomacale, et si nous rapprochons la coupe de la paroi externe de celle de la paroi interne de l'abcès, nous obtenons à peu près deux ou trois fois l'épaisseur normale de l'estomac. Il existe donc à ce niveau un épaississement notable de la paroi stomacale.

Les fibres musculaires sont très-grosses, gonflées ; elles paraissent remplies dans certains points par une matière translucide, assez transparente ; dans d'autres, au contraire, il existe une infiltration graisseuse, représentée par de petites gouttelettes jaunes et brillantes.

Dans le tissu interstitiel, multiplication peu abondante des éléments nucléaires et cellulaires, qui sont, pour la plupart, infiltrés de granulations graisseuses.

Du côté de la face interne de cette coupe, on voit des débris du tissu cellulo-adipeux sous-muqueux.

4° Coupe des parois de l'estomac immédiatement en dehors de la collection purulente circonscrite. On voit une infiltration purulente des différentes couches de l'estomac, infiltration qui porte principalement sur le tissu cellulaire sous-muqueux, dans lequel elle forme pour ainsi dire de petits abcès miliaires, en dehors du foyer principal. Autour, on voit tous les degrés de l'inflammation suppurative, depuis la production de globules de pus dans le tissu interstitiel, entre les cellules adipeuses et les petits faisceaux musculaires, jusqu'à la formation d'un véritable abcès.

5° Coupe des parois de l'estomac dans la partie saine. Il existe une infiltration graisseuse des éléments normaux, surtout des cellules épithéliales des glandes et des fibres lisses de la musculeuse. Cette infiltration se présente sous la forme de petites granulations jaunâtres, brillantes.

Remarques. — En face d'un malade présentant des vomissements qui deviennent promptement fécaloïdes, ayant une constipation opiniâtre, des douleurs abdominales vives, avec un état général grave, un facies abdominal, une peau plutôt froide que chaude, la première pensée qui se présente à l'esprit du médecin est celle d'un étranglement interne. Ce fut aussi notre premier diagnostic, et cependant, l'absence complète de ballonnement du ventre, le siége particulier de la douleur, nous avaient fait émettre quelques doutes sur la nature de la lésion.

Plus tard, nous dûmes renoncer complétement à ce diagnostic lorsque, tout vomissement cessant, et la constipation ayant été remplacée par de la diarrhée, nous vîmes néanmoins l'état général s'aggraver de plus en plus, le malade tomber dans l'adynamie la plus complète et présenter comme phénomènes ultimes une parotide et quelques désordres nerveux.

L'autopsie vint nous révéler l'existence de plusieurs abcès de l'estomac et d'un abcès périrectal. Les autres lésions anatomiques n'offraient rien de spécial; toutefois, avant de passer outre, signalons la dégénérescence de l'aorte, qui peut nous expliquer la dureté et la résistance que nous avions notées dans le pouls.

Comment devons-nous interpréter ce fait ?

Nous y voyons un exemple de gastrite phlegmoneuse, ayant donné lieu à la formation d'abcès dans l'épaisseur des parois stomacales. Quels ont, en effet, été les symptômes? Au début, ils sont exclusivement constitués par des troubles du côté de l'estomac, et plus tard l'altération d'un organe aussi important détermine dans toute l'économie des troubles profonds; nous voyons alors successivement apparaître la prostration, l'adynamie, puis enfin la fièvre hectique et quelques désordres du système nerveux. Si nous consultons les lésions de notre estomac nous y trouvons des preuves bien plus nettes encore; on y rencontre tous les degrés divers de l'inflammation, depuis l'infiltration plastique, qui est représentée par les noyaux et les petites cellules que nous avons signalés, et dont l'accumulation au niveau du pylore épaissit singuliérement cette partie de l'organe, jusqu'à l'infiltration purulente dans les régions qui avoisinent les abcès, et enfin, jusqu'à la collection du pus en foyer. Ne sont-ce pas bien là les lésions qui caractérisent l'inflammation phlegmoneuse du tissu cellulaire de n'importe quelle partie de l'organisme?

Cette pièce est encore intéressante, à ce point de vue, qu'elle nous fait bien saisir l'union intime qui existe, entre l'infiltration purulente, telle que nous la rencontrons par exemple dans l'observation de M. Cornil et les abcès circonscrits. Mais, pourquoi un abcès périrectal? Existe-t-il depuis le début ou ne s'est-il formé que consécutivement? Ce sont autant de questions auxquelles il nous est impossible de répondre:

Peut-être la présence de cet abcès fournira-t-elle des armes à ceux qui voudraient voir dans notre observation un exemple d'infection purulente. J'avoue que cette hypothèse me paraît peu admissible. Sous quelle influence se serait développée cette infection purulente? je n'en vois aucune; et de plus, quelques abcès dans l'estomac, un abcès périrectal sont-ils des lésions suffisantes pour caractériser la pyémie, surtout lorsque, dans les organes le plus souvent atteints, nous ne trouvons aucune trace de pus.

OBSERVATION XII.

Haller (*Disputat. ad historiam et naturam morborum pertinentes*) rapporte sous le titre : *Rarus ventriculi abcessus*, une observation de Sand dont nous donnons le résumé :

11 juillet 1695. Homme de 44 ans, maigre, brun, de taille médiocre, très-laborieux, ayant vécu dans la pauvreté depuis son enfance ; nommé à 31 ans prédicateur à Régiomont ; nombreux chagrins depuis neuf ans, qui ont porté une grave atteinte à sa santé ; a gardé le lit dans le courant de l'année, en proie à de violentes douleurs d'intestins ; amélioration pendant quelque temps, puis rechute.

État actuel : Coloration très-pâle, œdème de la face et des extrémités, perte de l'appétit ; garde-robes faciles et matières rendues normales ; grande propension au sommeil ; souvent douleurs aiguës partant comme une flèche de l'oreille gauche pour venir se terminer dans l'hypochondre du même côté. A ce niveau, tumeur de la grosseur du poing, dure, rénitente, sensible à la pression, mais produisant des douleurs beaucoup moindre que celles qu'il avait éprouvées spontanément dans cet endroit.

Dans la nuit suivante, vomissement assez abondant d'une matière liquide ressemblant à de l'encre.

Le troisième jour et les suivants jusqu'à la mort du malade qui eut lieu le dixième jour, les mêmes symptômes se reproduisirent et s'aggravèrent.

Le huitième jour, après l'administration d'un lavement, il rendit des matières noires.

Autopsie le 20 juillet. Surface extérieure du corps intacte, quoique émaciée ; face, pieds et mains tuméfiés.

Viscères dans un excellent état, sauf l'estomac, dans la partie gauche duquel existe un vaste abcès ou plutôt un apostème assez semblable à de la matière cérébrale ; cet abcès était arrondi et siégeait au niveau de l'orifice œsophagien ; le reste de l'estomac était normal.

Une incision pénétrant dans la cavité de l'estomac donne issue à une matière noire semblable à une teinture délayée dans de l'eau et en quantité d'environ huit livres médicinales.

Une section pratiquée à travers l'apostème nous le montre constitué par une matière semblable à du vieux suif ou à du lard rance, comme cela a le plus souvent lieu dans les abcès qui tendent à la suppuration où à la purulence ; sa couleur est d'un jaune blanc ; sa largeur est d'environ une palme sur une épaisseur d'à peu près trois travers de doigt ; on n'y rencontre aucune des membranes normales de l'estomac, ce qui nous fait conclure que toute la substance de l'organe est transformée en abcès.

En dedans et au-dessous, vers le fond de l'estomac, sur les bords de l'abcès, la maturité est complète ; il existe une ouverture ronde de deux travers de doigt, et dans diverses directions on trouve avec le doigt du pus parfaitement formé.

Dans le foie, il n'existe ni induration, ni squirrhe, ni tumeur, ni pus ; sa couleur est plus pâle qu'à l'état normal ; son petit lobe qui est en rapport avec l'estomac, adhère à ce viscère par sa face concave dans l'étendue d'une plume à écrire ; avec les doigts on déchire facilement cette adhérence.

Il n'y a pas d'obstruction dans le conduit ni dans la vésicule biliaire, qui contient une quantité médiocre de bile d'une couleur porracée.

Rien du côté de l'intestin qui est vide et comme lavé ; dans quelques points, les parois sont légèrement recouvertes par une humeur noire.

Les poumons sont sains ; il y a quelques caillots dans les cavités du cœur. On trouve peu de sang dans tous les vaisseaux.

Remarques. — Il est souvent bien difficile, lorsqu'on écrit à cent soixante-dix ans de distance, d'interpréter les faits même les mieux observés, et j'avoue que je me trouve dans cette situation, en présence de l'observation de Sand. Rien dans la description anatomique de l'estomac ne me paraît établir suffisamment l'existence d'un abcès. La matière, *semblable à du vieux suif ou à du lard rance*, que l'on rencontre à l'autopsie, ressemble beaucoup plus à de la substance cancéreuse qu'à un dépôt plastique, devant se transformer plus tard en pus, ou à du pus concret. L'ouverture qui existe sur la limite inférieure de l'apostème, et au niveau de laquelle on trouve du pus parfaitement formé, n'est peut-être qu'une ulcération de nature cancéreuse, établie dans un point où la tumeur est ramollie. Peut-être le liquide est-il du véritable pus, mais développé autour d'une masse cancéreuse.

Les symptômes qui ont été présentés par le malade ne sont certainement pas non plus de nature à justifier le diagnostic abcès; il me semble, en effet, que des douleurs abdominales, coexistant avec des vomissements noirs, une tumeur dans l'hypochondre gauche, de l'émaciation et de l'œdème des extrémités, et une pâleur cadavéreuse du teint, rentrent parfaitement dans le cadre du cancer de l'estomac.

Bien que je ne considère pas cette observation comme un exemple d'abcès de l'estomac, j'ai cru devoir cependant la consigner dans ma thèse, parce qu'elle est citée par tous les auteurs qui ont écrit sur les abcès de cet organe.

OBSERVATION XIII.

Dans le *Sepulchretum anatomicum* de Bonet, on trouve l'observation suivante de Joachim Camerarius.

Vomissements produits par un abcès situé autour
du fond de l'estomac.

Un homme de 40 ans, souvent tourmenté par une obstruction intestinale, et vomissant tous les médicaments qui lui étaient administrés par la bouche, n'en retirait aucun soulagement, tandis que les clystères apportaient un adoucissement à ses maux. De jour en jour, l'intestin remplit moins bien ses fonctions, et les vomissements d'aliments, à moitié digérés, devinrent plus fréquents et plus abondants, jusqu'à ce qu'enfin il fût arrivé à un état de maigreur complète ; il éprouvait toujours du mieux par l'usage des bains d'eau douce et tiède.

A l'*autopsie*, on trouva un vaste abcès, du genre de ceux qui sont appelés *stéatomateux* et du volume d'un œuf d'oie.

Résumé. — Marche chronique. Constipation, vomissements amenant à la longue une grande émaciation, voilà pour les symptômes.

Abcès du volume d'un œuf d'oie, stéatomateux, ce qui prouve que le pus avait fait un assez long séjour dans la poche, voilà pour les lésions anatomiques.

Lieutaud, dans son *Hist. anatomico-medica*, rapporte sept observations empruntées à différents auteurs.

Nous en traduisons six ici ; la septième a été placée parmi les abcès à marche aiguë.

OBSERVATION XIV.

Un orfèvre, dont la voix était rauque, souffrait d'une douleur siégeant autour de la région de l'estomac ; il existait une fièvre lente accompagnée d'une toux fréquente : cet homme mourut dans sa cinquantième année.

L'estomac renfermait une matière noire, bourbeuse, de la couleur d'un sang noir corrompu, et en grande abondance ; il y avait en effet dans cet organe un abcès qui fournissait cette matière. (Borellus.)

OBSERVATION XV.

Une jeune femme éprouvait depuis plusieurs mois déjà une violente douleur autour de la région de l'estomac ; souvent il survenait de la fièvre. Elle mourut épuisée par ces symptômes.

A l'*autopsie*, on trouva un apostème au niveau de l'orifice inférieur de l'estomac, non loin du duodénum. Les parties voisines étaient indurées ; l'estomac contenait beaucoup de sang épanché ; enfin la vésicule biliaire était plus grosse que le poing (Joh. Baulimus).

OBSERVATION XVI.

Un homme atteint d'ictère, avec douleur dans la région du foie, et porteur d'une tumeur qui s'étendait depuis le cartilage xiphoïde jusqu'à la troisième fausse côte, mourut au bout de quatre mois, après une aggravation des symptômes.

Il existait, au niveau du pylore squirrheux et exulcéré, un abcès adhérent au foie (*ex Actis chir. Parisiensis*).

OBSERVATION XVII.

Chez plusieurs malades qui, de leur vivant, avaient eu pendant plusieurs mois des vomissements, on trouvait à l'*autopsie* un vaste abcès dans la partie inférieure de l'estomac jusqu'au pylore qui, induré et pour ainsi dire cartilagineux, atteignait le volume du poing (Miolan).

OBSERVATION XVIII.

Sur le cadavre exhumé d'une femme qui avait éprouvé de la difficulté de respirer et de la cardialgie, on trouvait du pus collecté à la manière d'un abcès entre les tuniques de l'organe (Car. Piso).

OBSERVATION XIX.

Chez un homme mort à la suite de vomissements continus, on trouva un abcès exulcéré autour du pylore (G. Patinus).

Remarques. — Deux de ces observations, la troisième et la dernière, me laissent les plus grands doutes sur l'existence d'un abcès ; celle de G. Patin est du reste si pauvre, qu'il est difficile de se former une opinion à son sujet ; quant à la troisième, je crois qu'on peut la considérer comme un cancer du pylore.

Ce que l'on peut tirer des autres faits se réduit à ceci : comme symptômes : malades ayant éprouvé pendant plusieurs mois des vomissements, des douleurs épigastriques, de la gêne de la respiration, de la cardialgie, une fiévre lente et mourant d'épuisement ; comme lésions anatomiques : entre les tuniques de l'organe, abcès contenant soit une matière noire, bourbeuse, de la couleur d'un sang noir corrompu ou du pus; parties voisines indurées.

OBSERVATION XX.

Publiée par Callow.

The London medical and physical journal. T. LII, p. 123 ; 1824. Cas de Thomas Abell, âgé de 32 ans, soldat privé dans le 96e régiment.

Thomas Abell raconta qu'il avait commencé à être malade le 3 avril, au matin, et qu'il avait éprouvé de violentes douleurs dans l'épigastre avec des vomissements continuels; son pouls à 120 est petit et dur ; sa langue chargée, brune et sèche ; sa peau chaude ; il existe de la constipation. 18 à 20 onces de matière purulente sont vomis en ma présence.

Bientôt après, la douleur gagna le voisinage de l'ombilic où elle demeura fixée, et la maladie revêtit les caractères d'une entérite. Dans les trente-quatre heures suivantes on lui retira 100 onces de sang par la saignée et par des sangsues placées sur le ventre.

Les purgatifs furent continués jusqu'à ce que l'on eût obtenu quelques évacuations alvines, que l'on trouva mêlées à une quantité considérable de pus.

Les bains chauds furent plusieurs fois employés et des cataplasmes furent constamment placés sur le ventre. Dans l'aprèsmidi du second jour, il parut se produire un amendement considérable, et l'on avait quelque espérance de guérison lorsque, dans un violent effort de vomissement, le malade mourut subitement.

Autopsie. A la simple vue du cadavre, on ne découvre ni

tuméfaction, ni gonflement de l'abdomen, ni décoloration extérieure.

Le sujet est bien musclé et une couche considérable de graisse est étendue à la surface externe des muscles abdominaux.

L'ouverture de l'abdomen montre une légère injection du péritoine ; le petit intestin présente les traces d'une inflammation générale diffuse à un degré peu avancé. On ne trouve du reste dans cette partie du canal ni sphacèle ni désorganisation d'aucun genre.

Les viscères sont enveloppés par une couche de pus qui occupe la cavité tout entière ; on en retire plus de 30 onces ; il est de bonne qualité et de formation parfaite.

Procédant à l'examen de l'estomac, nous voyons une grande quantité de pus s'écouler de dessous lui ; à sa partie postérieure, près de sa petite courbure, on découvre une ouverture inégale qui s'étend de tous côtés aux moindres mouvements que l'on fait pour sortir l'organe de sa position ; une portion considérable des parois autour du pylore et la partie postérieure de la petite courbure sont dans une désorganisation complète.

Le contenu de l'estomac paraît exclusivement constitué par du pus, sauf qu'on y trouve une substance offrant la forme et à peu près le volume d'un œuf de poule. Cette substance ressemble à des matières ingérées, d'apparence caséeuse ; elle est formée d'une seule matière de texture granulée, sans noyau, et d'une consistance telle qu'on a peine à l'enlever.

Le duodénum est rempli de pus, et les intestins grêles vides de matière fécale ou de tout autre contenu. Le canal n'était contracté nulle part, ses parois ni indurées ni épaissies. Les traces d'une ancienne inflammation très-étendue sont générales.

Le foie et les autres organes, examinés séparément, sont trouvés sains, ainsi que les organes de la cavité thoracique.

Ce qu'il y a de plus étrange dans ce cas, c'est que le malade continua à remplir la fonction de cuisinier de l'hôpital jusqu'au jour de son entrée dans un hospice, qu'il ne se plaignit d'aucune indisposition antérieure, et qu'il n'éprouva pas la moindre émaciation, tandis que plus de 7 livres de pus se formaient dans un des organes les plus vitaux.

Des recherches ultérieures ont démontré que cet homme faisait

un usage immodéré de spiritueux, qu'il s'était plaint récemment
à ses camarades de la diminution de ses forces et de l'impossibilité où il se trouvait de garder longtemps les aliments dans son
estomac ; mais on ne l'a jamais entendu accuser de douleurs jusqu'au jour où il se déclara malade.

Il est digne de remarque que le pus, tandis qu'il fut enfermé
dans une poche, ne détermina qu'une faible irritation sur le canal
alimentaire, excepté le jour où, par son étendue et sa situation
près du pylore, l'abcès obstrua le passage des aliments dans le
duodénum, mais le moment de la rupture de la poche mit le pus
en contact avec les tissus muqueux, et à l'irritation succéda un
état d'inflammation active.

On ne peut hésiter de conclure que la terminaison subite de ce
cas fut produite par la rupture des parois amincies de l'estomac.

Remarques. — Nous croyons, avec l'auteur de cette observation, qu'on doit y voir un mode de terminaison d'un
abcès existant depuis un temps indéterminé dans les
parois de l'estomac, et n'ayant donné lieu jusqu'au moment de sa rupture qu'à des troubles fonctionnels peu
appréciables, consistant dans la diminution des forces et
l'impossibilité de garder longtemps les aliments dans
l'estomac.

Au moment où une inflammation gangréneuse s'est
emparée de la poche et où le pus s'est fait jour dans la
cavité stomacale, la scène s'est assombrie, on a vu apparaître de violentes douleurs épigastriques, des vomissements continuels, la langue s'est desséchée, la fièvre est
survenue. Les vomissements ont été constitués par de la
matière purulente. Enfin, lorsque la désorganisation de
la paroi stomacale a été complète, un effort de vomissement a suffi pour déterminer la rupture et permettre au
pus de s'épancher dans la cavité abdominale.

Le malade est mort subitement.

Faisons encore remarquer que dans le fait qui nous occupe, on a noté des habitudes alcooliques très-prononcées.

OBSERVATION XXI.

Bulletins de la Société anatomique, 1861. Abcès sous-muqueux de l'estomac Observation récueillie par M. Mayor, interne des hôpitaux.

L..... (Paul-Prosper), menuisier, âgé de 24 ans, né à Paris, garçon, est entré à l'hôpital Saint-Antoine dans le commencement de l'an 1842 (service de M. Guérard). Il présentait à cette époque les symptômes communs aux affections de l'estomac (gastrite, ulcère chronique, cancer). Les vomissements noirs auxquels il était sujet firent diagnostiquer un cancer, quoiqu'on ne sentît aucune tumeur à la région épigastrique. Après cinq ou six mois de séjour à l'hôpital, il sortit avec une amélioration notable dans son état; les vomissements noirs, entre autres, ne s'étaient plus reproduits depuis quelque temps. Cette amélioration ne fut pas de longue durée; car il revint dans le service présentant les mêmes symptômes que lors de sa première entrée, moins toutefois les vomissements noirs.

A dater du 1er janvier 1843, jusqu'à peu de temps avant sa mort, il offrit à peu près constamment le même état, c'est-à-dire une maigreur extrême, un teint pâle, plus analogue au teint des anémiques qu'à celui des individus affectés de cancer; des douleurs épigastriques fréquentes dans leur réapparition et facilement développées par la pression, par l'ingestion des aliments ; chaque soir, un développement considérable de gaz dans l'estomac; une tympanite stomacale accompagnée de fièvre et d'oppression, et amenant dans la nuit des vomissements de matières presque purement muqueuses ou mêlées de lait caillé; enfin une constipation habituelle.

Depuis le 25 janvier, son état s'aggrave considérablement, les douleurs épigastriques deviennent intolérables, les vomissements, les tympanites plus intenses, la constipation invincible, la fièvre continuelle. Le 1er février, apparition d'un érysipèle sur le nez; puis le lendemain le malade est pris de hoquets continuels qui ont persisté presque jusqu'à la mort. L'érysipèle marche, s'étend à toute la face, parcourt toutes ses périodes jusqu'à sa desquamation, en même temps que les douleurs continuent, deviennent atroces, se font sentir en arrière, dans le dos et dans les reins. Bientôt une stomatite pseudo-membraneuse se montre sur les lèvres, les joues, la langue ; le malade tombe dans un affaissement et une somnolence d'où il n'est tiré que par le réveil de ses douleurs et les secousses produites par les hoquets qui viennent par quintes. Enfin sa mort arrive le 9 février, après huit jours d'une véritable agonie.

Ouverture du cadavre, 11 février. — Adhérences plus ou moins anciennes unissant entre elles çà et là les anses intestinales, le grand épiploon et les parois abdominales.

Trois abcès du volume d'une noix occupent la grande courbure de l'estomac, placés entre les deux feuillets de l'épiploon gastro-colique ; un autre est placé dans l'épiploon gastro-splénique. En soulevant l'estomac, on trouve une collection de pus crémeux dans l'arrière-cavité des épiploons, et le péritoine qui tapisse la paroi postérieure de l'estomac offre une large destruction de la substance qui laisse voir à nu les fibres musculaires et qui est située près de la grande courbure. Le péritoine, qui forme les parois de l'arrière-cavité, offre à peine de l'injection et pas une fausse membrane ; il semble que le pus ne se soit pas formé en ce lieu, mais que d'abord renfermé en dehors du péritoine, comme les abcès que nous avons trouvés à la grande courbure, il ait rompu son enveloppe en donnant lieu à l'ulcération de la face postérieure de l'estomac.

Quant à l'estomac lui-même, il est fortement adhérent, par sa petite courbure et une partie de sa face extérieure, à la face concave du foie. Incisé selon sa grande courbure, il ne nous présente aucune trace de cancer, mais une large cicatrice siégeant près du pylore, à la petite courbure. formée par un tissu fibreux, dense, épais, et reposant sur la face concave du foie. Autour de cette cicatrice, le tissu muqueux forme quelques plis, et l'ouverture pylorique qui se trouve sur les côtés est considérablement rétrécie.

La muqueuse de l'estomac présente partout ailleurs ; et surtout dans son grand cul-de-sac, le pointillé gris, et est soulevée en un grand nombre de points par de petites collections purulentes, dont la plus grosse a le volume d'une petite noisette.

L'intestin grêle, rétréci dans tout son calibre, est le siége d'une altération extrêmement singulière. Dans toute l'étendue de son tiers moyen, dans tout le jéjunum, en un mot, la muqueuse, intacte du reste, est soulevée par une multitude de petites tumeurs dont le volume varie depuis celui d'une grosse tête d'épingle jusqu'à celui d'une noisette, et qui paraissent s'être développées surtout dans l'épaisseur des valvules conniventes. Les plus volumineuses sont un peu pédiculées ou plutôt rétrécies à leur base; elles sont bosselées et donnent entre les doigts la sensation que fournit une petite vessie pleine d'air; et cette sensation n'est pas trompeuse, car l'incision de ces tumeurs ne donne issue qu'à des gaz. La dissection de ces tumeurs les montre formées de petites poches sphériques de volume variable, réunies en nombre aussi variable dans chaque tumeur, d'où leur apparence bosselée. Ces petites poches sont très-distinctes du tissu cellulaire sous-muqueux, auquel elles adhèrent d'une manière intime, elles paraissent être formées à ses dépens par sa condensation en membranes, formant de petits kystes ne communiquant pas entre eux, puisque l'incision d'une partie de la tumeur n'amène pas l'affaissement de l'autre. La surface interne de ces petits kystes est lisse, et leur cavité ne contient absolument aucun liquide. Une petite quantité du gaz contenu, recueilli sous l'eau et approché d'une allumette enflammée, ne s'enflamme point : il ne paraît avoir aucune odeur.

Le reste de l'intestin ne présente pas de trace de cette altération. Les poumons, le cœur, le foie, la rate, le cerveau, sont sains.

Remarques. — Il est difficile de distinguer quelle a été ici la lésion initiale; les renseignements pris au moment de l'entrée du malade se bornent à nous apprendre qu'il éprouvait les symptômes communs aux affections de l'estomac. Nous ignorons à quelle époque il a commencé à souffrir, quels ont été les premiers troubles et même ceux qu'il présente actuellement en dehors des vomissements noirs, qui sont les seuls phénomènes notés d'une façon spéciale. Il est probable que ces vomissements se rapportaient à la présence de l'ulcère, dont on constate à l'autopsie la cicatrice au niveau du pylore. Mais cet ulcère lui-même est-il primitif, ou bien est-il la conséquence de l'ouverture d'un abcès sous-muqueux dans la cavité de l'estomac? Rien dans les symptômes ne nous autorise à une conclusion quelconque.

Si nous nous reportons à la description anatomique de la cicatrice, nous voyons qu'elle est formée par un tissu fibreux, dense, épais, reposant sur la face concave du foie, et qu'autour d'elle la muqueuse forme quelques plis: est-ce bien là la forme de la cicatrice d'un ulcère simple? Une large cicatrice dans ce cas est l'exception: elle est en général petite, arrondie, et constitue le centre auquel viennent se rendre de nombreux plis radiés formés par la muqueuse. Ici, nous trouvons également des plis, mais on ne nous indique pas leur direction, et il est bien probable que s'ils eussent offert cette apparence radiée particulière à l'ulcère rond on l'aurait signalée.

Nous inclinons donc, sans toutefois rien affirmer, vers l'existence d'un abcès antérieur ouvert dans l'estomac. Au bout de six mois de séjour à l'hôpital, il survient dans les symptômes une rémission qui correspond probablement à la cicatrisation de l'ulcère.

Plus tard, les mêmes troubles se reproduisent, moins cependant les vomissements noirs. Il existe alors une maigreur extrême, un teint pâle, des douleurs épigastriques fréquentes ; chaque soir une tympanite stomacale avec fièvre et oppression, des vomissements de matières purement muqueuses, ou mêlées de lait caillé, enfin de la constipation. Ces troubles se rattachent sans doute à l'existence d'abcès dans les parois stomacales; peut-être aussi sont-ils exagérés par le rétrécissement du pylore.

Puis tout à coup l'état de notre malade s'aggrave, les

douleurs épigastriques deviennent intolérables, les vomissements, la tympanite plus intenses, la fièvre continuelle. Nous voyons dans ces nouveaux symptômes les indices de la perforation de l'abcès et de la péritonite consécutive. A ces désordres viennent se joindre un érysipèle de la face, de la stomatite pseudo-membraneuse, du hoquet, et le malade meurt au milieu de la fièvre hectique.

Nous partagerons cette observation en trois phases distinctes : la première correspond à l'existence et à la cicatrisation de l'ulcère stomacal de quelque nature qu'il soit ; la seconde, à la formation et au complet développement des abcès ; la troisième enfin, à la perforation d'un abcès sous-séreux et à la production d'une péritonite secondaire.

OBSERVATION XXII.

Haberston. *Pathological and practical observations on diseases of the alimentary canal*, p. 86, obs. 50.

Elisabeth T..., âgée de 40 ans, fut admise, le 2 mai 1847, à Guy's hospital. C'était une femme mariée, nourrice. Depuis une quinzaine, elle souffrait de douleurs dans les reins et le dos, et depuis quelques jours dans l'estomac et dans la poitrine. La sensibilité abdominale s'accrut beaucoup. Elle avait de l'anorexie, des vomissements incessants d'un liquide coloré en noir et amer, avec soif intense. Sa mort fut précédée d'anxiété et de stupeur.

Examen 24 heures après la mort. — Le corps était assez bien nourri. La cavité péritonéale contenait une quantité d'une sécrétion jaune opaque, puriforme et de consistance homogène, mais très-irritante. A l'extrémité pylorique de la grande courbure de l'estomac était une masse ferme mesurant 4 pouces 1/2 sur 3 1/2. Lorsqu'on ouvrit l'estomac, il s'échappa une petite quantité de liquide verdâtre. La membrane muqueuse était piquetée à sa surface de points ecchymotiques. Une plaque irrégulière, d'un brun noir, large comme 1 schelling, fut trouvée près du polyre, correspondant avec le centre de la masse tuméfiée. Quand la tunique péritonéale et musculaire furent divisées, il se trouva que c'était une collection de pus entre les fibres du tissu cellulaire sous-muqueux. Le pus n'était pas liquide. Les intestins étaient détendus par des gaz, mais on ne put trouver aucune altération de leur membrane muqueuse, excepté un petit polype dans le rectum. Le foie était noir, congestionné, friable ; rate et reins congestionnés ; utérus plein de sang menstruel.

Remarques. — L'auteur cite cette observation comme un fait de pyémie probable, et M. Raynaud partage cette opinion.

Pour ma part, il me semble que l'on pourrait élever quelques doutes sur une affirmation aussi précise : des douleurs existant depuis quinze jours dans les reins et le dos et depuis quelques jours dans l'estomac et la poitrine chez une nourrice, accouchée on ne sait depuis quelle époque, phénomènes auxquels vient se joindre une vive sensibilité abdominale avec des vomissements noirs, de l'anorexie, une soif intense, ne me paraissent pas des symptômes capables de motiver nécessairement le diagnostic pyémie.

Voyons-nous dans les lésions anatomiques des raisons plus sérieuses pour appuyer cette opinion ? Une péritonite généralisée, un seul abcès de l'estomac, du sang menstruel dans l'utérus, une congestion de différents organes, sont-elles des lésions qu'on doive rapporter à la pyémie ? Quel serait le point de départ de cette infection générale du sang ? Cette femme est nourrice, et peut-être pourrait-on invoquer la puerpéralité, mais il y a déjà longtemps qu'elle est accouchée, puisque nous trouvons du sang menstruel dans l'utérus, et de plus il n'existe de pus dans aucun autre organe que l'estomac et dans aucune autre cavité que l'abdomen.

ANATOMIE PATHOLOGIQUE.

La gastrite phlegmoneuse se présente sous deux formes anatomiques distinctes : dans la première le pus est infiltré ; dans la seconde il est collecté et forme un ou plusieurs abcès. Ces deux ordres de lésions, infiltration purulente et abcès, se trouvent quelquefois réunis sur le même sujet. Ils constituent les seuls désordres anatomiques que l'on rencontre, ou bien il existe simultanément, soit dans l'estomac, soit dans différents organes, d'autres altérations plus ou moins intimement liées à l'affection qui nous occupe.

Nous décrirons à part chacune de ces formes anatomiques.

1° *Infiltration purulente.*

L'infiltration purulente peut envahir tout l'organe ou ne se montrer que dans une partie limitée.

Elle détermine constamment un épaississement de la paroi stomacale, qui peut mesurer jusqu'à un centimètre.

Cet épaississement porte d'une manière inégale sur chacune des tuniques de l'estomac.

La tunique la plus épaissie et la plus altérée est ordinairement la *cellulo-adipeuse.*

A la coupe, on voit cette membrane gonflée, ramollie, désagrégée, et contenant dans ses mailles soit des masses d'exsudat ferme (Bamberger), soit de la sérosité purulente, du pus crémeux ou du pus concret.

La pression fait sourdre ce liquide en gouttelettes à la surface de la coupe, comme lorsqu'on comprime une éponge.

A un degré plus avancé, la tunique celluleuse peut être complétement détruite (Brinton); dans ce cas, il existe entre les tuniques muqueuse et musculeuse une vaste nappe de pus qui s'écoule dès que l'on incise l'une ou l'autre de ces membranes.

La *muqueuse* est épaissie, non ramollie; elle est injectée seulement par places ou présente une hyperémie générale avec une couleur pourpre (Brinton). Quelquefois on rencontre des ecchymoses à sa surface.

L'examen microscopique a démontré que l'épaississement de cette membrane était dû à une infiltration des éléments du pus dans sa trame, entre les glandules stomacales, et que de plus il existait une infiltration granulo-graisseuse des cellules épithéliales des glandes (obs. Morel).

Outre cette infiltration purulente, la muqueuse peut encore présenter d'autres lésions.

Rokitansky, Brinton. Bamberger, signalent à la surface de cette membrane de petites ouvertures par lesquelles la pression fait sortir le pus contenu dans les parties profondes; ce sont des espèces de trajets fistuleux établissant une communication entre le tissu sous-muqueux et la cavité stomacale.

On y a également rencontré une ou plusieurs ulcérations, en général peu étendues, arrondies ou ovalaires, et comprenant toute l'épaisseur de son tissu.

Dans le fait décrit par M. Proust, la muqueuse supportait une tumeur sessile, du volume d'un marron.

M. Klob rapporte une curieuse altération de glan les tubuleuses de l'estomac, qui se rencontre chez les individus faisant abus des alcooliques : « On voit, dit-il, les glandes stomacales se dilater dans leur partie flexueuse profonde, verser du pus dans l'estomac, et occasionner dans quelques cas une suppuration du tissu cellulaire sous-muqueux. »

La tunique *musculaire* est plus ou moins altérée, décolorée, molle (Forster); rouge pâle, plus tard rouge grisâtre sale (Bamberger); parfois aussi, elle est épaissie et infiltrée de sérosité ou de pus, qui se trouve entre les couches successives des fibres charnues de cette membrane et les dissocie.

Dans les cas d'altération plus avancée, la membrane musculaire peut avoir complétement disparu, et le pus est alors contenu entre la muqueuse et la péritonéale (obs. Heyfelder).

Comme lésion concomitante, on rencontre quelquefois une altération granulo-graisseuse.

La *séreuse* peut ne pas être altérée, ou bien elle présente tous les degrés de l'inflammation, depuis l'injection limitée jusqu'à la production de fausses membranes, d'adhérences avec les organes voisins, ou même d'une couche de pus concret à la surface. Dans ce dernier cas, il existe en même temps une injection péritonéale plus ou moins étendue.

La cavité de l'estomac, plus large qu'à l'état normal, contient des gaz et du mucus louche, ou, dans d'autres cas, une sérosité d'un brun jaunâtre peu foncé, trouble, un peu crémeuse.

En résumé, les altérations stomacales de l'infiltration phlegmoneuse sont : un épaississement des différentes tuniques, avec vascularisation plus ou moins augmentée de la muqueuse; une infiltration de leur tissu par des dépôts plastiques, de la sérosité ou du pus; une altération granulo-graisseuse, toutes lésions d'origine inflammatoire, qui coïncident quelquefois avec des perforations ou de véritables ulcérations de la muqueuse et avec une inflammation suppurative de la membrane séreuse.

Les désordres anatomiques qui ont été notés dans d'autres organes sont : une péritonite ordinairement généralisée, avec dépôt de fausses membranes et de pus à la surface des viscères abdominaux ; une injection de la muqueuse duodénale ; des points d'infiltration sanguine dans le tissu cellulaire sous-muqueux de l'intestin ; de la congestion parenchymateuse des poumons, du foie, de la rate et des reins.

On a encore rencontré de l'injection des membranes du cerveau, du liquide légèrement trouble dans les ventricules, et, dans un autre cas, de la sérosité épanchée dans le péricarde.

.Comme on le voit, sauf la péritonite, les lésions des organes éloignés n'ónt pas de relation directe avec la gastrite phlegmoneuse.

2° *Abcès*.

L'histoire anatomique des abcès de l'estomac est beaucoup moins connue que celle de l'infiltration purulente de cet organe.

Les observations de Borel, Bonet, Lieutaud, qui ont servi de base à la plupart des descriptions que nous trouvons dans les auteurs, mentionnent l'existence d'abcès dans l'épaisseur des parois de l'estomac, sans entrer dans aucun détail sur leur constitution anatomique.

Nous serons donc forcé de créer presque de toutes pièces l'anatomie pathologique de ces abcès, en nous appuyant sur les observations qui sont consignées dans notre thèse.

Nous ne considérons pas comme des abcès de l'estomac les petites saillies pustuleuses que l'on rencontre parfois sur la muqueuse et qui ne sont que des inflammations de surface.

Les abcès de l'estomac sont uniques ou multiples, ils se développent sur tous les points de l'organe, mais plus souvent peut-être aux environs de l'orifice pylorique.

Leur volume est très-variable; on en rencontre qui offrent les dimensions d'une tête d'épingle, d'autres celles d'une noisette ou même d'une grosse noix.

Ils siégent soit dans le tissu cellulaire sous-séreux, soit dans la tunique cellulo-adipeuse; les deux variétés sont quelquefois réunies sur le même sujet.

L'abcès sous-séreux dévoile sa présence à l'extérieur par le soulèvement de la séreuse, sous forme d'une tumeur arrondie.

L'abcès sous-muqueux est rarement appréciable au dehors; mais, après avoir incisé l'estomac, on trouve à sa surface interne une ou plusieurs saillies arrondies ou ovalaires, molles, fluctuantes.

Une incision faite au niveau de la tumeur et intéressant toute l'épaisseur de la séreuse ou de la muqueuse, donne issue à une quantité variable de pus d'aspect phlegmoneux.

Les *parois*, dans les collections purulentes sous-séreuses, sont formées : en dedans par la tunique musculaire, en dehors par la séreuse; quelquefois aussi elles sont presque exclusivement constituées par la séreuse.

Les abcès sous-muqueux ont pour paroi interne la membrane muqueuse: pour paroi externe, la musculaire. Ces deux tuniques sont épaissies; la première est en général fortement injectée et peut présenter des ecchymoses à sa surface.

Dans le seul cas où l'examen microscopique ait été fait, on a reconnu que l'épaississement était causé pour la muqueuse par une infiltration purulente et granulo-graisseuse de son tissu conjonctif ; pour la musculaire, par la multiplication des éléments nucléaires et cellulaires du tissu interstitiel et une infiltration granulo-graisseuse.

La *cavité* de l'abcès sous-muqueux est plus ou moins irrégulière, quelquefois traversée par des brides membraneuses étendues d'une paroi à la paroi opposée.

On a vu deux poches communiquer entre elles par un trajet fistuleux situé au-dessous de la muqueuse.

Comme mode de terminaison des abcès de l'estomac, nous signalerons d'abord leur état pour ainsi dire stationnaire. Les malades meurent sans que le pus se soit ouvert une voie, soit dans la cavité stomacale, soit en dehors d'elle, et à l'autopsie l'on rencontre les foyers purulents tels que nous les avons décrits.

Nous voyons un autre mode de terminaison des abcès sous-séreux dans l'observation de Mayor ; c'est la destruction limitée de la séreuse stomacale et le passage du pus dans la cavité abdominale.

Brinton signale l'ouverture des abcès sous-muqueux à la surface de la membrane interne de l'estomac, par de petits orifices situés à une certaine distance les uns des autres ; nous trouvons le même mode de terminaison indiqué dans Naumann.

Enfin, dans le fait observé par Callow, les parois stomacales sont complétement désorganisées dans une certaine étendue autour du pylore ; la cavité de l'organe est rem-

plie de pus, et ce liquide a également pénétré dans le péritoine.

L'abcès une fois ouvert à la surface interne de la muqueuse peut-il se vider complétement et se cicatriser?
Le fait est possible, probable même, et peut-être pourrait-on considérer, comme un exemple de guérison de
ce genre, la cicatrice fibreuse signalée dans l'observation
de M. Mazet. .

Les parois stomacales, examinées sur la limite des
foyers purulents, ont présenté (obs. 11) tous les degrés
de l'inflammation suppurative, depuis la production de
globules de pus dans le tissu interstitiel, jusqu'à la formation de petits abcès miliaires dans la couche sous-
muqueuse.

A une plus grande distance, les parois hypertrophiées,
mais à un degré moindre, présentaient une multiplication de leur tissu cellulaire, avec gonflement granulo-
graisseux des éléments qui les constituent.

La muqueuse de l'estomac, en dehors des abcès, a été
trouvée plus ou moins altérée, granulée, d'une coloration grise ardoisée, injectée par places, ou bien d'un
rouge intense, avec de nombreuses saillies arrondies, du
volume d'un pois.

Du côté des organes voisins, on a noté : de la péritonite, quand la rupture d'un abcès avait permis au pus de
s'épancher dans la cavité de l'abdomen; des adhérences
avec le foie, dans le cas d'abcès sous-séreux; du pus rem-
plissant le duodénum; l'intestin grêle rétréci dans tout
son calibre; une rougeur assez vive de la muqueuse de
cet intestin; une injection très-prononcée des dernières
parties du rectum avec un abcès périrectal.

Quant aux lésions, légères du reste, que l'on a rencontrées dans des organes éloignés, elles n'ont aucun rapport direct avec la maladie qui nous occupe ; aussi, nous dispenserons-nous de les détailler ici.

Quelle est, au point de vue anatomique, la nature des lésions que nous venons de décrire ?

En étudiant l'ordre de succession des lésions, que voyons-nous ? Au début, de la vascularisation ; plus tard, de l'épaississement avec exsudation plastique, et enfin du pus, c'est-à-dire ce qui caractérise, dans n'importe quel point de l'économie, l'inflammation du tissu cellulaire.

Nous avons donc ici une inflammation suppurative du tissu cellulaire de l'estomac, un véritable phlegmon de cet organe, et pour nous, entre l'infiltration purulente et l'abcès, il n'existe pas d'autre différence qu'entre le phlegmon diffus et le phlegmon circonscrit : diffusion de l'inflammation dans un cas, sa localisation dans l'autre.

SYMPTÔMES ET MARCHE DE LA MALADIE.

Nous suivrons, dans la description des symptômes, le même ordre que dans l'anatomie pathologique ; nous étudierons à part les phénomènes auxquels donne lieu, pendant la vie, l'infiltration purulente des parois de l'estomac, et ceux qui sont produits par les abcès de cet organe.

1° *Symptômes de l'infiltration purulente.*

L'étude des lésions anatomiques nous a montré que fréquemment, avec l'infiltration purulente de l'estomac, on rencontrait à l'autopsie une péritonite généralisée.

En ne séparant pas, dans la description des symptômes,

les cas ainsi compliqués, de ceux où la lésion stomacale
existe seule, on s'expose à faire entrer dans le tableau
de la maladie une confusion regrettable, puisqu'il est
impossible d'affirmer ce qui appartient à la gastrite, ce
qui appartient à la péritonite.

Pour éviter toute obscurité, nous indiquerons d'abord
les phénomènes observés dans les cas simples, et nous
rechercherons ensuite quelles sont les modifications
apportées dans les manifestations morbides par les complications péritonéales.

Brusquement, au milieu d'une santé parfaite, ou bien
après quelques jours de malaise général avec fièvre, les
individus sont pris de douleurs abdominales et de vomissements. Une fois on a noté aussi quelques selles
liquides.

Les vomissements, composés de matières bilieuses,
jaunâtres, sont plus ou moins fréquemment répétés; ils
persistent jusqu'à la fin de la maladie, ou cessent après
le début.

Les douleurs abdominales, en général très-vives, sont
surtout ressenties à la région épigastrique; quelquefois
elles n'existent qu'à cet endroit; la pression les exagère.

Tantôt l'abdomen est ballonné, tantôt au contraire il
conserve son volume normal.

De l'anorexie, une soif vive, des nausées, l'état sabur-
ral de la langue et dans un cas, un léger ictère; tels ont
été les autres troubles notés du côté du tube digestif.

Dès le début, il existe un retentissement considérable
sur l'état général : le pouls est fréquent, petit, déprimé,
la température de la peau s'abaisse, il existe une anxiété
considérable, le facies s'altère, devient abdominal, la
peau se recouvre d'une sueur froide; enfin, l'intelligence

d'abord intacte, se trouble à son tour, il survient du délire et le malade meurt.

On a signalé, dans un cas, une diminution de la sécrétion urinaire, et dans un autre, du hoquet pendant la dernière nuit.

La coexistence d'une péritonite ne donne pas lieu à des symptômes nouveaux, elle détermine seulement des modifications plus ou moins importantes dans ceux que nous venons de signaler.

Ainsi, le ballonnement et la tension du ventre sont plus fréquents, la douleur plus généralisée ; les vomissements sont verts porracés ; il existe d'une façon à peu près constante de la diarrhée, soit pendant tout le cours de la maladie, soit temporairement.

Enfin, les symptômes généraux sont encore plus marqués, le délire se montre plus tôt et est plus violent ; on a noté des manifestations convulsives et quelquefois un état d'adynamie très-prononcé avec sécheresse de la langue, pulvérulence des narines, prostration des forces.

La marche de cette maladie, qu'il y ait ou non complication de péritonite, est en général essentiellement aiguë ; sa durée est de 2 à 6, 8 ou 10 jours.

Dans quelques cas, elle s'est prolongée davantage, mais nous ferons remarquer qu'alors les manifestations aiguës ont été précédées par un état chronique.

Bamberger et Niemeyer disent qu'il existe à Erlangen quelques pièces démontrant la possibilité de la guérison de cette maladie ; les aréoles de la membrane sous-muqueuse se remplissent alors de tissu cicatriciel et par là naissent quelquefois des rétrécissements.

2° *Symptômes des abcès.*

Les abcès de l'estomac peuvent présenter une marche aiguë ou une marche chronique.

Nous décrirons à part les symptômes observés dans chacun de ces deux cas.

A. *Marche aiguë.* La symptomatologie des abcès de l'estomac à marche aiguë ne se trouve faite nulle part ; ce que nous en dirons s'appuiera donc exclusivement sur les trois cas que nous rapportons dans notre thèse.

L'un d'eux, celui que Lieutaud a emprunté à l'ancien *Journal de médecine militaire*, est si pauvre en détails cliniques qu'il nous servira nécessairement fort peu.

Restent donc celui de M. Duménil et celui que j'ai observé moi-même. Il est évident qu'avec deux observations, je ne prétends pas faire une description qui s'applique à tous les cas, mais je suis forcé de me contenter du peu de documents que j'ai pu recueillir.

Dans l'observation de Lieutaud, le début semble avoir été brusque ; dans les deux autres il a été précédé pendant quelques jours par des troubles du côté du tube digestif : perte d'appétit, coliques, constipation dans l'un ; diarrhée verte, crampes des membres dans l'autre.

Après cinq ou six jours de durée ces phénomènes précurseurs ont fait place aux symptômes de la maladie confirmée.

Deux fois le début est marqué par des vomissements accompagnés de douleurs abdominales ; dans le 3° cas, par un redoublement de la diarrhée, des crampes, des douleurs abdominales, et le lendemain nous voyons apparaître également des vomissements.

Vomissements et douleurs abdominales paraissent donc intimement liés à l'existence d'abcès de l'estomac.

Etudions chacun de ces symptômes en particulier. Dans le fait rapporté par Lieutaud, les vomissements semblent avoir persisté jusqu'à la fin ; dans celui de Duménil ils ont cessé pour reparaître le dernier jour ; dans le mien, ils ont disparu au bout de quelques jours pour ne plus se reproduire.

Fréquemment répétés, ils étaient composés de matières liquides et jaunâtres ; ils ont une fois revêtu l'aspect fécaloïde.

L'abdomen était le siége d'une sensibilité générale, mais plus spécialement localisée à l'épigastre. La pression sur cette région augmentait la douleur.

Cette douleur épigastrique a persisté tout le temps de la maladie, en présentant des différences dans son intensité.

Comme nous l'avons dit dès le début, il existait de la diarrhée chez le malade de M. Duménil ; chez le nôtre, il y a eu tout d'abord de la constipation, qui dans les derniers jours a été remplacée par de la diarrhée ; mais ce cas est complexe, puisqu'il existait en même temps un abcès périrectal qui avait pu déterminer la constipation ; la même remarque est applicable aux vomissements fécaloïdes.

Quoi qu'il en soit, que la diarrhée ait été un des symptômes du début, ou qu'elle ne se soit montrée que vers la fin, elle était dans les deux cas composée de matières verdâtres.

La langue, d'abord blanche au centre, rouge sur les bords et humide, s'est peu à peu desséchée et recouverte de fuliginosités.

L'appétit était complétement nul, la soif assez vive.

Avec ces phénomènes du côté du tube digestif existent des symptômes généraux graves : prostration, brisement général, refroidissement des extrémités, ou conser-
vation de la chaleur normale ; altération des traits, pouls
petit, fréquent ; dans les derniers jours, délire ; et si la
maladie se prolonge, elle revêt la forme hectique, et le
malade meurt au milieu de phénomènes ataxo-adyna-
miques.

En résumé, il n'existe pas de symptômes caractéristiques des abcès de l'estomac à marche aiguë.

De la diarrhée, des vomissements, une douleur vive
de la région épigastrique s'accompagnant de perte d'appétit et d'une soif vive, avec de la sécheresse de la langue
et un état général grave, tels sont les désordres qui ont
été signalés.

La durée de cette maladie a été, dans un cas, de cinq
jours, dans l'autre, de huit, et dans le troisième, de
quinze.

Nous ne pouvons absolument rien dire sur les différents modes de terminaison de ces abcès ; dans les trois
observations que nous avons réunies, les poches purulentes étaient intactes.

Peut-être de nouveaux faits viendront-ils démontrer
qu'il n'en est pas toujours ainsi, que ces foyers, de
même que cela a été décrit pour les abcès à marche
chronique, s'ouvrent quelquefois dans diverses directions ou qu'ils sont susceptibles de guérison.

Faisons cependant remarquer que l'ouverture de l'abcès doit être plus rare ici, à cause de la marche rapide
de la maladie, qui ne permet pas aux parois stomacales
d'être amincies et perforées avant la terminaison fatale.

b. *Marche chronique*. — Les symptômes des abcès de l'estomac, à marche chronique, offrent un cachet d'obscurité plus grand encore que ceux des abcès à marche aiguë. Ils sont pourtant à peu près identiques ; mais leur marche plus lente, leur reproduction à des intervalles plus éloignés, peuvent les faire confondre avec presque toutes les maladies chroniques de l'estomac.

Ajoutons cependant que les observations ayant trait aux abcès chroniques de l'estomac, renferment si peu de détails précis sur les troubles observés pendant la vie, que l'on doit espérer, par un examen plus attentif des malades, arriver à des notions plus exactes sur cette affection. Quoi qu'il en soit, voici les phénomènes que nous trouvons notés dans nos observations :

Douleurs épigastriques, nausées, anxiété, vomissements produisant à la longue un amaigrissement considérable et conduisant le malade à la fièvre hectique et à la mort.

On prétend également avoir trouvé une tuméfaction très-appréciable à l'épigastre (Naumann).

La constipation accompagne quelquefois aussi ces symptômes : il est vrai que dans quelques-uns des cas où elle a été notée, il existait en même temps un rétrécissement du pylore.

Les vomissements sont un des phénomènes les plus constants ; ils sont composés de matières alimentaires à moitié digérées ou de matières purement muqueuses. On y a également rencontré du sang et du pus ; la présence du sang se lie presque toujours alors à l'existence d'un ulcère gastrique, ou bien, comme le pus, il provient de l'ouverture d'un abcès dans la cavité de l'estomac.

Quelquefois une tympanite stomacale se montre tous

les soirs, elle s'accompagne de fièvre et d'oppression, et c'est à sa suite que se montrent les vomissements.

Les douleurs épigastriques sont quelquefois très-violentes; dans d'autres cas, elles consistent simplement dans un sentiment de tension dans cette région. Continues ou intermittentes, elles sont exaspérées par la pression, et souvent aussi par l'ingestion des aliments.

Quels sont les différents modes de terminaison des abcès chroniques de l'estomac?

1° Ils peuvent ne pas avoir de tendance à s'ouvrir, et dans ces cas les malades succombent à la longue et par épuisement;

2° Ils peuvent se vider, soit dans la cavité stomacale, soit en dehors d'elle.

a. Lorsque le pus se fait jour dans la cavité de l'estomac, ce liquide peut être retrouvé dans les vomissements et dans les selles; seulement, nous ferons remarquer que les abcès de l'estomac étant en général peu volumineux, une petite quantité de pus mélangé aux autres matières des vomissements, passera souvent inaperçue.

Suivant Naumann, en cas de perforation intérieure, de gros vaisseaux sont quelquefois lésés et donnent lieu à des hémorrhagies mortelles.

L'abcès, une fois ouvert dans la cavité stomacale, comment se comportent les choses?

Le pus étant évacué, la cicatrisation peut-elle s'opérer et le malade guérir? Le fait est possible; différents auteurs en citent des observations. Mais était-on bien sûr, dans ces cas, de l'existence d'un abcès stomacal? le pus vomi ne venait-il pas d'un autre organe? Ce sont là des questions qu'il est bien difficile de résoudre.

Nous empruntons à Forestus l'observation suivante, qui

est pour lui un exemple du mode de terminaison dont nous nous occupons :

« Une jeune fille de 18 ans, souffrait depuis un an d'une douleur intolérable autour de l'estomac; aux environs de l'appendice xiphoïde, était une grosse tumeur, dure, résistante au toucher, et au niveau de laquelle la malade ne pouvait supporter le moindre attouchement. Il existait un amaigrissement considérable et une fièvre très-notable.

« L'abcès s'étant ouvert en dedans à la manière d'une vomique, la douleur cessa, la tumeur disparut et cette jeune fille rendit par les vomissements et par les selles une sanie sanguinolente en assez grande quantité.

« Plus tard, l'ulcère se cicatrisa et la malade revint à la santé. »

Évidemment, dans cette observation, rien ne nous prouve que l'abcès eût son siége dans les parois de l'estomac, et on peut élever le même doute à propos de tous les exemples que j'ai rencontrés.

Il est vrai qu'à l'autopsie d'individus morts d'affections chroniques de l'estomac, il existe quelquefois des cicatrices sur la muqueuse de cet organe; mais doit-on les rapporter à un abcès ou à un ulcère simple?

Cette question nous amène à étudier les rapports qui peuvent exister entre l'abcès circonscrit de l'estomac et l'ulcère chronique.

MM. Cruveilhier, Luton, Grisolle, etc., admettent que les abcès sous-muqueux en s'ouvrant dans l'estomac donnent quelquefois naissance à l'ulcère. M. Raynaud dit à ce sujet : « Il est en effet fort admissible qu'un de ces abcès une fois rompu à la surface interne, l'action des liquides acides de l'estomac oppose un obstacle permanent à la ci-

catrisation et entretienne ainsi une ulcération chronique. »
Nous partageons l'opinion de ces auteurs, mais nous ne
pouvons l'appuyer par aucun fait.

Suivant Vogel et Starke, l'abcès vidé pourrait se remplir
et cela plusieurs fois de suite ; dans ce cas le malade souf-
frirait de longues années.

b. Lorsque le pus s'ouvre une voie en dehors de l'estomac, il peut s'épancher dans la cavité abdominale comme
nous le voyons dans l'observation de Maret ; alors les
symptômes de la péritonite viennent se joindre à ceux de
l'abcès.

Naumann et Franck ajoutent que le pus suit quelquefois d'autres directions ; en cas d'adhérence de l'estomac
avec le péritoine, le pus s'échappe à travers la paroi abdominale par une perforation des téguments, et il en résulte
une fistule stomacale ; à la suite d'adhérence avec les
organes abdominaux, le pus peut aussi se vider dans ces
organes.

Enfin, un dernier mode de terminaison de ces abcès est
la perforation de l'estomac ; dans ces cas, M. Desruelles
considère la perforation comme le résultat du passage à
la gangrène des parois de la collection purulente. Le fait
de Callow me semble confirmer cette idée.

Nous ne pouvons rien affirmer sur la durée des abcès
de l'estomac ; nos observations sont trop peu précises à
cet égard ; Naumann dit que la poche purulente met trois
ou quatre semaines à atteindre sa maturité.

DIAGNOSTIC.

Pour établir un diagnostic un peu complet de la gastrite phlegmoneuse, il faut examiner à part les erreurs

auxquelles peuvent donner lieu les suppurations à marche rapide, et les suppurations à marche lente.

1° Dans les suppurations aiguës, nous sommes en présence d'une maladie dans laquelle on observe du côté de l'estomac des symptômes rapides et variés, d'une intensité très-grande, se compliquant en général très-tôt de phénomènes généraux graves, de prostration des forces, d'adynamie et de délire.

Au début, les symptômes peuvent en imposer pour une gastrite simple, un empoisonnement, un étranglement interne, une péritonite; plus tard, lorsque les phénomènes généraux sont très-marqués, on peut croire à une maladie générale, telle que fièvre typhoïde, pyémie, fièvre intermittente pernicieuse, ou même à une maladie cérébrale.

Voyons s'il est possible d'éliminer toutes ces maladies et de poser un diagnostic précis.

Pour ce qui est de la gastrite aiguë simple, il est rare qu'au début les accidents du côté de l'estomac soient aussi brusques et aussi marqués; d'un autre côté, à moins de complications, on n'observe jamais dans cette affection les manifestations générales que nous avons signalées dans la gastrite phlegmoneuse.

La confusion est plus facile avec un empoisonnement. Dans ce cas, les commémoratifs, les manifestations qui sont propres à certaines substances toxiques; enfin l'examen des matières vomies et de la bouche du malade lorsqu'il s'agit d'un poison caustique, pourront seuls mettre sur la voie du diagnostic.

Je suis heureux de pouvoir à ce propos invoquer l'opinion de M. le professeur Tardieu qui a bien voulu me permettre d'extraire le passage suivant, d'une étude en voie de publication sur les empoisonnements : « Mais il est une forme rare de la gastrite aiguë, que l'on peut désigner sous le nom de phlegmoneuse, qui pourrait certainement être confondue avec l'empoisonnement par une substance corrosive, et notamment par l'acide sulfurique. Le point de départ des accidents est dans l'estomac, ce qui établit déjà un lien étroit entre les deux affections; la douleur fixée au creux épigastrique est intense, les vomissements répétés et très-pénibles, l'angoisse extrême, la physionomie altérée. Et bien qu'en général la marche soit moins rapide que dans l'empoisonnement, elle l'est assez cependant pour que l'on ne puisse tirer de cette différence un signe certain. Le délire qui se montre parfois dans cette maladie n'est pas non plus constant. Ce qu'il faut dire c'est que cette forme de gastrite ne se rencontre dans nos climats que d'une manière exceptionnelle. J'en ai vu deux cas pour ma part : l'un que j'ai présenté à la Société anatomique et dans lequel le malade s'était jeté par la fenêtre dans un accès de délire: l'autre, tout récemment à l'hôpital Lariboisière, dans le service de M. le Dr Guyot. La lésion que j'ai constatée dans les deux cas, si elle marque le plus haut degré de l'inflammation de l'estomac, ne peut cependant être comparée à celles que produisent les poisons irritants et notamment l'acide sulfurique. Au lieu de la couche de sang carbonisé et poisseux qui recouvre la surface interne de l'estomac, au lieu des plaques rouges, des érosions disséminées, des eschares, des perforations, nous avons trouvé la membrane muqueuse uniformément rouge, boursouflée, soulevée par une couche de pus infiltrée en nappe dans toute l'épaisseur du tissu sous-jacent. Il est à peine besoin de faire remarquer, d'ailleurs,

que toutes les lésions de la bouche, du pharynx, de
l'œsophage manquent après la mort dans le cas de gastrite phlegmoneuse, tout comme les symptômes de brù-
lure et de douleur à la gorge et le long du conduit œsophagien ont manqué pendant la vie. »

Tout à fait au début, lorsque les accidents se montrent
brusquement, le diagnostic entre la gastrite phlegmoneuse et l'étranglement interne est très-difficile; mais la
marche de la maladie vient le plus souvent lever les dif-
ficultés : l'apparition de vomissements fécaloïdes, la persistance de la constipation, le ballonnement du ventre
avec résonnance tympanique et la présence d'anses intestinales se dessinant à sa surface, le siége de la douleur
qui n'est pas à l'épigastre, l'apyrexie, le hoquet, me paraissent des signes suffisants pour établir l'existence d'une
occlusion intestinale.

Dans les cas où la péritonite vient compliquer le phlegmon de l'estomac, je crois que le diagnostic des deux
affections est à peu près impossible; mais, lorsque la
gastrite phlegmoneuse n'est pas accompagnée d'inflammation du péritoine, elle peut en imposer pour une péritonite. Pour éviter cette erreur, on recherchera le siége
de la douleur, le ballonnement du ventre, la diarrhée,
et surtout les commémoratifs. Nous ajouterons aussi que
la péritonite est beaucoup plus fréquente chez la femme
que chez l'homme, tandis que c'est le contraire pour la
gastrite; de plus, la marche de l'inflammation péritonéale
est ordinairement moins rapide.

Les maladies générales dont nous avons parlé ne peuvent être confondues avec la gastrite phlegmoneuse qu'à
cause des phénomènes de prostration et d'adynamie
qui leur sont communs : or, en interrogeant attentive-

ment la marche de la maladie, les symptômes du début, je crois qu'on peut facilement arriver à la vérité.

Dans la fièvre typhoïde, nous aurons les prodromes plus ou moins longs, la céphalalgie, les épistaxis, la diarrhée, la bronchite, l'éruption lenticulaire, etc., enfin la succession de tous ces symptômes dans un ordre à peu près déterminé d'avance.

Pour la pyémie, nous trouverons une cause particulière capable de déterminer l'infection du sang ; d'autres organes seront atteints, et leurs lésions se traduiront par des phénomènes particuliers ; puis surviendront, dans quelques cas, des abcès dans le tissu cellulaire des membres, des pustules, etc.

Dans la fièvre intermittente pernicieuse on aura pour se guider la marche toute particulière des accidents, à moins toutefois, ce qui est rare, que le malade ne succombe dans le premier accès ; si l'on est dans un pays de marais à l'époque de l'année où sévissent les fièvres, si le malade a déjà présenté lui-même des accidents intermittents, il y aura de grandes probabilités pour une fièvre pernicieuse.

Dans la dernière période de la maladie, lorsque des troubles du système nerveux sont venus masquer les symptômes locaux, comme dans le fait de M. Cornil, la confusion avec une maladie cérébrale est à peu près impossible à éviter ; les commémoratifs seuls pourraient mettre sur la voie du diagnostic.

Ajoutons, en terminant, que dans tous les cas, les matières vomies doivent être examinées avec le plus grand soin, car, si l'on y rencontrait du pus, la présence de ce liquide aurait ici la plus grande valeur diagnostique.

Bamberger dit aussi : « On pourrait se demander si

l'épaississement des parois de l'estomac n'est pas quelquefois appréciable par la palpation et la percussion ; toutefois je ne saurais rien dire de particulier à cet égard. » De mon côté, j'imiterai la sage réserve de l'auteur allemand.

Comme on le voit, il est déjà bien difficile dans certains cas d'établir l'existence de la gastrite phlegmoneuse; mais lorsqu'on veut pousser plus loin la précision du diagnostic et reconnaître si le pus est infiltré dans la paroi stomacale ou s'il s'agit d'un abcès à marche aiguë, on arrive à une impossibilité complète.

Pour le diagnostic des abcès de l'estomac à marche chronique, nous n'avons rien à ajouter à ce qui a été écrit par M. Raynaud ; aussi croyons-nous ne pouvoir mieux faire que de rapporter textuellement ce passage de son rapport : « Est-il possible, avec les données précédentes, de diagnostiquer pendant la vie un abcès circonscrit? a-t-il un signe distinct de ceux qui appartiennent à l'ulcère simple? Au point de vue où nous venons de nous placer, cette question perd de son importance, puisque nous admettons que les abcès et les ulcères peuvent n'être que deux périodes d'une seule et même affection. La science est redevable à M. Cruveilhier d'avoir donné des signes positifs qui permettent d'arriver par voie d'exclusion à un diagnostic différentiel d'autant plus important que, dans le cas de tumeur maligne, le pronostic est nécessairement fatal, tandis que l'ulcère simple est essentiellement curable. Dans la pratique, nous croyons cela parfaitement suffisant. Voyons pourtant si l'on pourrait aller plus loin : des douleurs d'une forme particulière, les vomissements noirs, ne pourraient assurément suffire, et le caractère,

le siége des douleurs, sont un signe trop vague, trop
variable, pour devenir jamais pathognomonique; et quant
aux vomissements noirs, ils signifient simplement que
du sang a été épanché dans l'intérieur de l'estomac.
Deux symptômes, croyons-nous, pourraient avoir une
certaine valeur : ce serait d'abord la fluctuation perçue à
travers les parois abdominales chez des sujets déjà très-
amaigris, et encore faudrait-il que l'abcès siégeât sur la
face antérieure de l'organe; mais alors même, et en sup-
posant réunies toutes ces conditions, qui doivent être
infiniment rares, il est fort douteux que la fluctuation
pût jamais être assez nettement perçue pour exclure
l'idée d'une tumeur encéphaloïde. et, le fût-elle, il faudrait
encore s'assurer qu'elle n'appartient pas à un autre organe voisin ou à la paroi abdominale elle-même. Je men-
tionne toutefois ce symptôme, parce qu'il y est fait allusion
dans quelques auteurs anciens, mais en ayant soin d'a-
jouter qu'il faut s'en défier. Resteraient, comme second
symptôme, les vomissements purulents au moment de la
rupture de l'abcès. Il est certain qu'ils auraient une
grande valeur s'ils n'étaient accompagnés ni d'un ictère
consécutif à une hépatite, ni d'un gonflement de la rate,
ni, en un mot, de tout ce qui pourrait faire croire à une
suppuration dans un organe contigu. Je ferai cependant
observer que les exemples de véritables *vomiques stomacales* sont excessivement rares dans la science, que lorsqu'elles ont été observées il existait des complications
qui empêchaient d'en préciser au juste l'origine; qu'enfin ce serait un signe extrêmement fugitif, puisque les
abcès stomacaux n'atteignent jamais un gros volume. Il
faudrait, de plus, que ce signe eût été constaté par le médecin lui-même, rien n'étant plus facile à un malade que

de prendre pour du pus des vomissements glaireux qui se produisent en toute autre circonstance. En résumé, je ne crois pas m'aventurer beaucoup en avançant que, jusqu'ici du moins, les abcès circonscrits de l'estomac n'ont jamais été diagnostiqués sur le vivant. »

PRONOSTIC.

Le pronostic est très-grave, presque toujours la mort est la terminaison de cette maladie.

Il paraîtrait cependant que l'on a observé quelques cas rares de guérison.

Toutes choses égales d'ailleurs, les abcès à marche lente semblent moins graves que les suppurations aiguës.

ÉTIOLOGIE.

La gastrite phlegmoneuse a été presque exclusivement observée chez des hommes : ainsi, parmi les observations que nous avons réunies, il n'y en a que deux qui se rapportent à des femmes.

Le développement de cette maladie semble favorisé par la jeunesse et l'âge moyen ; tous les faits, sauf deux, sont compris entre 25 et 47 ans.

Dans beaucoup de cas, la cause paraît être restée inconnue : le traumatisme a été observé une fois par Walmann ; des écarts de régime, des chagrins profonds, une nourriture insuffisante, l'influence du froid humide, ont été invoqués dans d'autres faits.

Mais la cause qui paraît se rattacher le plus intimement à la production de la gastrite phlegmoneuse, c'est l'alcoolisme. Dans cinq de nos observations, des antécédents alcooliques très-accusés sont signalés ; dans une sixième on indique quelques excès, et dans deux ou trois autres, la profession qu'exerçaient les malades peut, jusqu'à un certain point, faire soupçonner qu'ils n'étaient pas à l'abri de pareilles habitudes.

Il est vrai qu'à notre époque l'usage et même l'abus des liqueurs spiritueuses est si répandu qu'on peut toujours se demander s'il n'y a pas là une simple coïncidence ; mais, si nous considérons que ces suppurations sous-muqueuses sont souvent accompagnées d'autres lésions stomacales, telles que hypertrophies partielles, ulcérations, lésions qu'on rencontre aussi chez ces alcooliques, nous arriverons à conclure qu'il y a probablement là autre chose qu'une coïncidence et que l'alcoolisme joue un certain rôle dans le développement du phlegmon de l'estomac.

Quel est ce rôle ? son action est-elle purement locale, ou bien l'intoxication, qui résulte de l'abus des liqueurs spiritueuses, prédispose-t-elle l'estomac aux inflammations suppuratives ? Nous ne pouvons nous prononcer d'une manière absolue, et cependant, dans les cas où la maladie débute brusquement à la suite d'excès, chez des gens jusque-là bien portants, il nous semble que l'on doit prendre en sérieuse considération l'irritation locale exercée par les liquides alcooliques.

Ajoutons que dans certains cas on a retrouvé avec des lésions de la gastrite phlegmoneuse des altérations se rattachant à une inflammation chronique préexistante de la muqueuse stomacale : on peut donc considérer cette dernière comme une cause prédisposante.

NATURE DE LA MALADIE.

Lorsqu'il s'agit de classer nosologiquement la gastrite phlegmoneuse, M. Raynaud s'exprime ainsi : « Elle me paraît devoir prendre place beaucoup moins à côté des phlegmasies proprement dites que près de l'infection purulente. J'emploie ce dernier mot dans son acception la plus générale... Il existe tout une série d'états morbides liés entre eux par des transitions à peine sensibles et dans lesquels la scène est dominée par une tendance remarquable de l'économie à faire du pus. Tous ces cas de diathèse purulente, si vous voulez me permettre pour un moment d'employer ce mot dont on a abusé, peuvent, sous l'influence de causes mal déterminées, se caractériser par l'infiltration purulente des parois de l'estomac ; s'il fallait absolument classer nosologiquement cette affection, c'est entre la fièvre puerpérale et la méningite cérébro-spinale que je lui chercherais une place. »

Je regrette de ne pouvoir partager l'opinion de M. Raynaud ; mais pour moi, la gastrite phlegmoneuse est une phlegmasie au même titre que l'inflammation suppurative du tissu cellulaire de n'importe quel organe.

Ce qui paraît surtout préoccuper M. Raynaud, c'est la coexistence de péritonite purulente avec la lésion stomacale, et aussi l'intensité, la fréquence des symptômes généraux : or, nous avons réuni plusieurs cas dans lesquels on n'a retrouvé d'inflammation suppurative que dans l'estomac, et d'un autre côté, est-il étonnant que les altérations d'un organe, dont l'activité fonctionnelle est si grande, et dont, par conséquent, la susceptibilité doit être si délicate et si souvent mise en jeu, est-il étonnant, dis-je, que de pareilles altérations s'accompagnent d'une perturbation profonde de toute l'économie ?

Ne voyons-nous pas le phlegmon diffus d'un membre, développer, lui aussi, des troubles généraux d'une gravité extrême ?

Du reste, plusieurs observations prouvent clairement que le point de départ de la maladie est dans l'estomac, et nous ne pourrions que répéter ici ce que nous avons dit ailleurs, que la péritonite nous paraît une inflammation développée par voie de propagation.

TRAITEMENT.

Le traitement ne donne lieu à aucune règle particulière ; je crois que l'on doit se borner à la médecine des symptômes.

Contre les manifestations inflammatoires locales on aura recours aux antiphlogistiques : cataplasmes, sangsues à l'épigastre ; à l'intérieur, boissons délayantes, glace pour arrêter les vomissements, opium pour calmer les douleurs.

Lorsque l'appareil fébrile sera très-intense et le sujet robuste, on pourra pratiquer une saignée générale ; cependant il faudra toujours être sobre de ce moyen, à cause de la tendance à l'adynamie qui existe dans cette affection.

De grands bains amèneront souvent un soulagement marqué.

Si la durée de la gastrite phlegmoneuse se prolonge et que le malade tombe dans un état de prostration considérable, on cherchera à relever ses forces par tous les moyens possibles; mais on sent combien cette indication est difficile à remplir avec un estomac aussi gravement atteint; les lavements de bouillon et de substances médicamenteuses toniques trouveront alors leur emploi.

Les accidents nerveux étant en général des phénomènes ultimes, toute médication qui sera dirigée contre eux aura bien peu de chances de succès; cependant on pourra toujours essayer l'usage de dérivatifs plus ou moins puissants.

Plus tard enfin, si la rupture de l'abcès a eu lieu, on traitera la lésion qui en résultera comme un ulcère simple de l'estomac.

CONCLUSIONS.

La *gastrite phlegmoneuse*, c'est-à-dire l'inflammation suppurative du tissu cellulaire des parois de l'estomac, existe comme entité morbide.

Elle se présente sous deux formes anatomiques distinctes, l'infiltration purulente et l'abcès.

La première se complique souvent de péritonite, mais elle peut aussi exister seule.

L'infiltration purulente offre toujours une marche aiguë.

Les abcès présentent une marche aiguë ou une marche chronique.

L'infiltration purulente et les abcès à marche aiguë donnent lieu, du côté de l'estomac, à des symptômes très-accusés et variés qui se compliquent rapidement de phénomènes généraux graves.

Le diagnostic de cette forme est difficile, mais possible.

Les abcès à marche lente sont à peu près impossibles à distinguer des autres affections chroniques de l'estomac.

L'alcoolisme est une des causes qui semblent le plus en rapport avec la production de cette maladie.

A. Parent, imprimeur de la Faculté de Médecine, rue Mr-le-Prince, 31.

9 782014 054781